这样吃更健康

Health

最适合中国人饮食习惯的健康全书

张为佳◇

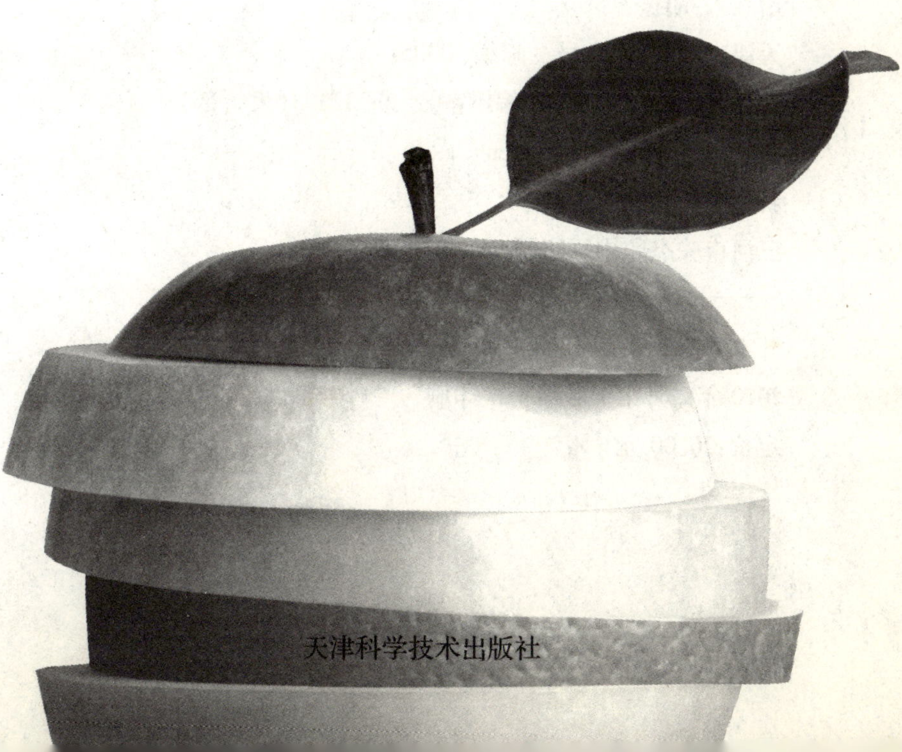

天津科学技术出版社

图书在版编目(CIP)数据

这样吃更健康/张为佳著.—天津:天津科学技术出版社,2009.12

ISBN 978-7-5308-5490-7

Ⅰ.①这… Ⅱ.①张… Ⅲ.①饮食-关系-健康

Ⅳ.①R151.4

中国版本图书馆CIP数据核字(2009)第240109号

责任编辑:范朝辉　陈　雁

责任印制:王　莹

天津科学技术出版社出版

出版人:胡振泰

天津市西康路35号　邮编300051

电话:(022)23332390(编辑室)　23332393(发行部)

网址:www.tjkjcbs.com.cn

新华书店经销

三河市骏杰印刷厂印刷

开本787×1092　1/16　印张12.5　字数200 000

2010年2月第1版第1次印刷

定价:26.00元

前　言

为了健康，你恪守着关于饮食的种种箴言；为了健康，你追随着一些“时髦”的吃法。然而，有些看似合理的做法却往往是一种误区，那些让你一直深信不疑的饮食箴言，其实很多都是充满了片面性的谎言！它们在危害着人体健康，这不得不引起人们的警惕。

当一种健康观念流行时，很多人会闻风而动。聪明人会先思考，它适合我吗？然后才会行动。还有营养问题，如果你把广告当科学，很快就要深受其害了。本来你营养摄取合理，不缺什么，但是看了一些广告信息，发现里面讲的很多症状你都有一点，于是，觉得自己需补锌、补钙、补铁、补维生素，甚至补核酸，你显然被误导了。

食物为我们提供所需的养分，然而，如果饮食不当，也会伤害我们的身体，毁坏我们的健康。不良的习惯、情绪和爱好，就像残存在体内的毒瘤，一点一点侵蚀我们的身体，时间长了，就会危害我们的健康。

俗语说“食错药，人参一石；食对药，青草一叶”。本来“青草一叶”就可以治愈，却要“人参一石”来补身体，哪知越补洞越大，因为食不对药，不但白白浪费金钱，而且还会延误治疗时机。对于现代人而言，正确的饮食方式和营养观念，就是那有效的“青草一叶”。

健康，不是别人为你盖的一所房子，你住进去就可以拥有，它应该是你自己思考与行动的结果。聪明地工作，聪明地生活，才能拥有健康。今天，健康的标准和概念不仅仅是建立在生理上，更建立在心理上和社会适应性上，有时后两者还是决定性的因素。因此，人们在竭力培养自制的能力、抵御外界影响的能力，以及寻求内心平衡和满足的能力的同时，应该更加注意个人的健康，讲究生命和生活的质量。由此，那些纷纭杂陈的寻求健康秘诀的方法，是否全都用之而皆准，一是取决于方法，二是取决于自身的情况。

自然洁净的饮食，良好的生活态度，周到的生命关怀，三者合一的健康模式就是最好的健康保险，也是本书的主题。

目　录

第三章 一日三餐的吃法 >>>

——每天都精力十足

第四章 补充生命之源 >>>

——喝并不仅仅为了解渴

第五章 健康是吃出来的 >>>

——病也是吃出来的

第六章 吃好了更能美容 >>>

——保持青春、美丽其实很简单

第七章 人不同,吃法也不同 >>>

——适合自己的才是最好的

第八章　饮食不可不卫生 >>>

——细节决定成效

第九章　饮食营养很关键 >>>

——怎样吃才算不白吃

第十章　饮食本草 >>>

——食物是最好的医药

第一章　健康长寿的秘密

——不觅仙方觅吃方

粗中有细，搭配合理

合理营养是人体健康的物质基础，而平衡的膳食是合理营养的唯一途径。在平衡膳食中，粗细粮搭配十分重要。古话说："五谷为养"。粗细粮均有丰富的营养，搭配着吃对健康有利。

遗憾的是，在生活中，有很多人总是偏向于细粮，或只钟爱于粗粮，其实这都是对健康不利的。细粮虽然吃起来柔滑顺口，但长期食用会导致营养不足。因为细粮是作物经过精细加工而成，而精细加工是去掉作物里里外外粗糙的部位，这样会使不少营养在加工过程中流失。比如我们常吃的谷子，蛋白质及维生素 B 就藏在粗糙的谷壳当中，经过精加工之后，各种营养成分会缺失大半。

有很多人尤其年纪大的人喜欢吃粗粮，一方面是怀念过去的生活，另一方面也认为它营养价值高、口感好。的确，粗粮由于加工简单，保存了细粮中许多没有的营养。比如，含膳食纤维较多，并且富含 B 族维生素。粗粮中的纤维素对人体作用很大，它可以对大肠产生机械性刺激，促进肠蠕动，使大便变软通畅，从而起到预防肠癌以及心脑血管疾病发生的作用，而且，纤维素还有排毒的作用，它能够与体内的重金属和食物中有害物相结合排出体外。对于长牙的孩子，吃些粗纤维食物对牙齿非常有利。因为进食粗纤维食物时，要经过反复咀嚼才能吞咽下去，这个咀嚼的过程有利于牙齿的发育和牙病的预防。

可是，粗粮虽好，也最好不要多吃。因为其中的纤维素会影响人体对食物中的蛋白质、无机盐和某些微量元素的吸收，降低人体免疫能力。如每天摄入纤维素超过 50 克，而且长期食用，会使人体的蛋白质补充受阻、脂肪摄入量不足，造成骨骼、心脏、血液等脏器组织功能的损害，甚至影响到生殖力。其次，如燕麦、荞麦、玉米中植酸含量较高，植酸会阻碍钙、铁、锌、磷的吸收，影响肠道内矿物质的代谢平衡。

过多的纤维素对青春期少女危害较大。因为食物中的胆固醇会随着粗粮中的纤维排出体外。体内胆固醇的减少，会导致女性激素合成减少，那么，子宫等生殖器官的发育将会受到影响。因此，青春期少女每日的纤维素摄入量不应超过 20 克。老年人的胃肠功能较弱，进食粗粮过多会引起腹胀、消化吸收功能降低。长期下去，会导致营养不良，而且铁、锌的缺乏还会引起老年人贫血和大脑早衰。老年人每天的纤维素摄入量最好不要超过 25 克。对于一个健康的成年人来说，每天的纤维素摄入量以 10 ~30 克为宜。

粗细粮搭配十分重要，“细”不能少，“粗”更要搭配好。粗细粮搭配可提高食物的风味，有助营养成分互补，提高营养价值和利用程度。在人体的生长发育过程中，蛋白质是每天食物中不可缺少的部分，而构成食物中蛋白质的基本单位是氨基酸，食物中最常见的氨基酸有 20 余种，其中有 8 种在人体内不能合成，必须由食物供给，叫必需氨基酸，如赖氨基酸和蛋氨基酸等。而这两种氨基酸在粗粮中的含量远远高于细粮。若将粗细粮一起食用，如做成八宝粥、二米饭、豆沙包等，可使细粮中所缺乏的必需氨基酸正好被粗粮中多余的必需氨基酸补充，补充结果使得量和比例接近人体需要的量及比例，从而提高食物的营养价值。

从营养学的观点来看，粗粮和细粮是各有特色的。粗粮能供给人体较多的热量，蛋白质和植物纤维，钙、铁等矿物质，以及维生素含量都比较多，因此，可以说粗粮具有较高的营养价值；但并不能因此而只吃粗粮，拒绝细粮，否则就会影响人体对钙、铁等其他营养元素的吸收。

长期以细粮为食，容易导致营养素缺乏症，如果长期以粗粮为食，会影响人体对钙、铁的吸收。据了解，长期大量进食高纤维食物，还会使人体的蛋白质补充受阻，脂肪摄入量不足，微量元素缺乏。粗粮和细粮搭配起来才有营养，常用的做法就是搭配食用，如用大米和小麦一起煮粥，用小米和绿豆一起煮粥，用荞麦和小麦混合做面条，用玉米粉加面粉做玉米糕等。从营养的角度来说，每人每天都应该吃一些粗粮，不过糖尿病、血脂高、血压高、肥胖患者应该比普通人多吃一些粗粮。

粗粮与副食搭配，也是不错的营养搭配方法。粗粮普遍口感较差，与牛奶等副食搭配，不但可以改善口感，还可以补充赖氨酸的不足。

由于粗粮中的纤维素很高，要有充足的水分做后盾，才能保证肠道的正常工作，一般多吃 1 倍的纤维素，就要多喝 1 倍的水。

粗细粮搭配，一个星期吃 3 ~ 4 次粗粮，如棒子面、老玉米、红薯，或制成米粥、烂饭等花色多样的食品等，能使人体获得全面的营养素。研究发现，饮食中以 6 分粗粮、4 分细粮最为适宜。

食不厌杂：多元化的饮食

人体是一个极其复杂的系统，所需要的营养是均衡的，而不是单一的，要保证人体健康需要多种物质的供给。除母乳外，没有一种天然食品能提供人体所需要的全部营养素，这就需要我们在日常生活中多元化地摄取食物，以满足机体生理活动的需要。

我国古代医学家就已经提出了“五谷为养，五果为助，五畜为益，五菜为充”的博食思想，古人提出的“博食”实际上就是我们现在所提倡的“食不厌杂”。

古人认为，多元化进食的正确办法是：以植物性食物为主，注意粮豆混食、米面混食，适当辅以包括肥肉在内的多种动物性食品。

“食不厌杂”也是同样原理，它建议人们尽可能多吃几种食物，由杂而广，从而使机体摄取更多的物质，提高营养保证率。当然，这里所说的“杂”，主要指的是食物的种类要多，多种食品搭配食用，在营养成分上和生理功能上往往能起纠偏补缺的作用，从而使机体永葆健康。

一般来讲，我们平常所吃的食物应该包括五谷类（如米、米粉、面、燕麦）、鲜果和蔬菜、低脂肪的奶类、鱼类、瘦肉、家禽、糖及盐类等等，各种食物营养含量不同，有的维生素较多，有的矿物质较多，有的为热性，有的为寒性，有的精细，有的多渣。只有多元化地摄取，才可能获得较为全面的营养，也只有多元化的饮食才是人体健康的首要保证。

需要注意的是，虽然有很多食物不宜进食过多（如糖类、盐类等），但也绝对不可不食，否则身体就会有所“不满”，长期缺乏甚至会引发各种疾病。

以偏食者为例，偏食的人往往喜欢吃某一类食物，而对不喜欢吃的食物嗤之以鼻，这样很容易导致身体中某种营养的缺乏。比如不爱吃荤的人，体内就容易缺乏蛋白质；而偏爱吃荤菜，又会导致身体热量过剩和各种维生素及矿物质的缺乏。

除此之外，我们知道人体所需要的维生素营养物质主要来源于蔬菜、水果及其他食物。虽然水果和蔬菜都含有维生素等营养物质，但二者不可相互替代。有的人不爱吃蔬菜，认为吃些水果就可以了，这样得到的只是水果中的营养素，而其他营养素就得不到。摄取其他食物时也是一样。

膳食宜广博丰富，不能偏食、挑食，应荤素结合，粗细搭配，唯有如此，才能维持体内营养平衡，得以延年益寿。中国营养学会制定的膳食指南中提出了八项原则，其中“食物要多样”被列为首位。由此可见，广泛地摄取多种多样的食品，才是科学的养生之道。

五谷杂粮是新宠

五谷杂粮是个“大家族”，诸如有籼米、秫米、小米、玉米、荞麦、黑豆、蚕豆、红豆、绿豆及甘薯等等。营养学家分析，五谷杂粮比起精制的面粉和稻米，其营养价值更高，并具有防癌抗癌之功效。已经流传一千多年的日本长寿五谷饭就是由大米、小米、红豆、麦子和大豆混合煮成的，它的营养价值要比由单一谷物煮的饭高5倍。

如今，人们生活水平不断提高，一日三餐，常食精米细面、鸡鸭鱼肉，结果使得“富贵病”长驱直入。于是，五谷杂粮又成“新宠”。

高粱适合做点心

高粱米自古有“五谷之精”“百谷之长”的美誉。高粱米制成的各种食品，均以软滑香糯而备受青睐。高粱米入药可防治多种疾病，据《本草纲目》记载，高粱米性平微寒，具有凉血、解毒之功。以高粱米加葱、盐、羊肉汤煮粥，可治阳虚盗汗。常喝高粱米粥，可治积食等消化不良症。取高粱米入锅炒香，去壳磨粉，每次取适量调服，是治疗小儿消化不良的良方。

高粱米做粥做饭，都显得略粗糙了一些，但是磨成面粉做成点心，则口感细腻了很多。高粱米最适合做一种叫高粱粑的点心，就是把高粱米磨成粉后加入泡打粉、白糖、鸡蛋和适量水调至黏稠，揉成面团，按平，蒸熟，下油锅稍炸，撒上芝麻即可。高粱粑对于一些胃肠功能略差的人来说不好消化，但可以尝试做一些高粱羹。比如在做银耳羹或者玉米羹的时候放上一点点高粱，可以让原本就很营养的羹汤增加一些丰润的口感。

糙米稀饭“刮”脂肪

糙米最大的特点就是含有胚芽，其中维生素和纤维素的含量都很高，常吃能够起到降低脂肪和胆固醇的作用。糙米中含锌也很多，能够改善皮肤粗糙的情况。糙米就是粗糙的米，多数米粒还包着稻皮。糙米在一般的超市中就可以买到，外观完整，色泽黄褐色或者浅褐色的散发香味的糙米最好。在做糙米粥时，要先把糙米浸泡30分钟左右，然后与做一般的米粥一样煮就可以了。糙米粥能刺激胃液的分泌，有助于消化和营养的吸收。但是糖尿病人最好不要喝这种糙米粥，否则会引起血糖的突然增高。

糯米最适合做醪糟

糯米可以用来煮粥，也可以用来做汤圆，但是最健康的吃法还是把它做成醪糟酒酿。糯米可以帮助消化，也有安神的作用，能够缓解疲劳和头昏眼花的症状，糯米的这些效果在做成醪糟酒酿以后更加突出，而且食用起来也更方便，不受使用量的限制。

我们可以用糯米、薏米、莲子粗粉、山药粗粉、芡实米、茯苓粗粉、酒酿曲适量混合在一起，将拌匀的原料放入搪瓷盆中，加适量水，在笼屉中蒸1小时，拿出放冷，拌入酒酿曲，把盆放在约25℃的环境中，36~48小时，原料即发酵成为酒酿。如果爱吃甜的可以加一些冰糖，醪糟酒酿可以在中午和晚上食用，不但能帮助消化，而且还有镇静安神的功能，也会让胃觉得很舒服。此外，薏米健脾利湿，莲子和山药补脾益肾，茯苓补气，各种原料相配，补虚强身。

长身体吃荞麦面条

荞麦面是一种灰黑色的面粉，别看它其貌不扬，营养价值却很高。荞麦面有着各种各样的食用方法，不过人们最为习惯的还是用它做面条。荞麦的蛋白质比大米和面粉都高，尤其是成长过程中的儿童，更适合吃一些荞麦面，其中的赖氨酸和精氨酸会让父母们都惊讶于孩子的长高速度和聪明程度，但是做荞麦面条的时候，也需要有一些值得注意的地方：荞麦面条最适合与肉末和黄瓜一起凉拌，荞麦面性凉，容易伤胃，所以煮的时候时间要长一些，直到煮软，口感更好，也更容易消化。黄瓜可以让荞麦面更清爽不容易腻，而肉末最好采用羊肉末，羊肉温暖养胃，和荞麦是很好的搭配。

最适合食用荞麦的就是老年人和小孩子，偶尔吃一次荞麦面条，对于老年人来说，可以降血脂、降血压。荞麦面条虽然好吃，但是并不适合早餐和晚餐食用，否则容易让胃部受损。因其不容易消化，每次不应食用过多。

每餐都有蔬菜，每日都吃水果

要健康，就要多吃果蔬，这是我们早已耳熟能详的观念。但是，一天吃多少最合适呢？营养专家指出，每人每天应进食最少两份水果及三份蔬菜。

具体说就是，一份水果约等于一个中型水果（如橙、苹果）、1/4 杯没有添加糖或盐的果干（如提子干、乌梅干）、3/4 杯没有添加糖的鲜果汁（如添加有果肉的鲜橙汁）。一份蔬菜则是指一碗未经烹调的叶菜，如生菜、花椰菜等；但如果是煮熟的蔬菜，半碗就可以算做一份了。另外，3/4 杯没有添加糖的新鲜蔬菜汁，也可以算做一份蔬菜。

在两顿饭之间，选择 2 种 ~3 种新鲜水果切成片，搭配着吃最好。

而蔬菜每天最少吃 300 ~ 500 克，而且要品种多样，深色蔬菜中维生素 C 的含量要比浅色蔬菜高。常见的深色蔬菜如菠菜、茼蒿等，还有红色、橘红色蔬菜如西红柿、胡萝卜等，此外还有紫红色蔬菜如紫甘蓝等。

要注意的是，虽然蔬菜和水果在营养成分和健康效应上有很多相似点，但两者并不能相互替换。因为蔬菜品种远多于水果品种，大多数蔬菜中的维生素、矿物质、膳食纤维等含量都高于水果，水果不能替代蔬菜。而水果中的碳水化合物、有机酸和芳香物质比蔬菜多，水果不用加热，营养素不受烹调因素的影响，故蔬菜也不能替代水果。所以最好是每餐都有蔬菜，每日都吃水果。

食物才是真正的营养品

食物是最好的医药，食疗可以减轻疾病症状，恢复身体健康。举个很常见的例子，薏米红豆粥是一个可以祛除湿气的食疗方。

平日思虑伤神、劳心过度而运动量少的人，往往脸上没有血色，精力也不够充沛，甚至出现心悸、贪睡等症状，感觉头重如裹，心中空虚。这是体内有湿加上心气不足的表现，可以在薏米红豆粥中加一些桂圆同煮。桂圆甘温，能开胃健脾、安神补血，能振奋心阳，温补心气，使人精神饱满、中气十足。而且，单纯的薏米红豆粥味道很一般，加上桂圆后，就变甜了，它不仅能驱散我们体内的湿气，而且给我们的心带来生机与温暖。薏米红豆桂圆粥，特别适合强脑力劳动者食用，也很适合中老年人食用。

年轻人容易出现烦躁失眠，或者脸上起红疹、长痘痘，这都是心火过旺、湿热内扰所致,可以在薏米红豆粥中加上百合、莲子同煮。百合能润肺、养颜,又能清心火、安心神。莲子最能养心、清心火,同时又能健脾、补肾,但是莲子稍有滞涩作用,身体比较瘦弱的人可以用,但体内淤滞较多的肥胖者恐怕就不宜用了。用莲子的时候,要去掉里面的心。当然,如果嫌这个粥没有味道,还可以加点冰糖。在各类糖中,只有冰糖是凉性的,能清心火。

如果着凉感冒了,或是体内有寒,胃中寒痛,食欲不佳,可在薏米红豆粥中加几片生姜。生姜性温,能温中驱寒,健脾和胃。注意,生姜不可多放,放多了就使粥的味道变得辛辣了。如果想将粥的品味变好,可以放些红糖,红糖也是性温的。值得一提的是,妇女产后保养时,喝这个粥要去掉薏米,可加点大枣,大枣能温中、健脾、养血。

肾虚的人,可在薏米红豆粥中加一些黑豆。因为黑色入肾,而豆的形状也跟肾十分相似,是补肾的佳品。

现在人们常说的脚气病,是典型的湿热下注。可在薏米红豆粥中加黄豆,食其粥,同时用熬出来的汤汁洗脚。内外同治,效果甚佳。

如果咳嗽,可以把梨去皮去核切成1~2厘米见方的小块儿,加入薏米红豆粥中同煮,可以润肺、化痰、止渴。

山药和南瓜也可以放在薏米红豆粥中同煮。山药有时候比人参的补益作用还大,它是补脾胃的佳品,能强肾固精,润肺益气。南瓜能补中益气,还能消炎、止痛、杀虫、解毒,它直接进入胰脏,对保护胰脏、预防糖尿病来说,是非常好的食物。曾有病人,他和爱人、儿子坚持每天晚餐吃薏米红豆南瓜粥,吃了28天后,三个人的大便都变成了"金黄色的圆柱体,香蕉形的",很通畅。28天,正好是人体的一个生物周期。经过了一个周期的调理,终于见到了效果。

还有一点值得说明一下,怀孕中的孕妇要是自我感觉没有很重的湿邪最好慎用或忌用薏米,但可用红豆,可以适量加些大枣、百合、枸杞等。

大家可以多了解各种食物的性、味,举一反三,自己进行加减,组成更多适合自己体质的饮食来。这样,食物才能真正成为养生的佳品。最后还是要强调一下不要加大米,因为那就有违此方的初衷了!

饮食有节,胃以喜者为补

古人说"已饥方食,未饱先止",意思是说,觉得饿了你就吃,觉得差不多了你就别再吃了。我们成人平时不太注意,感觉到吃饱了的时候实际上已经吃多了。小孩的很多疾病源于吃多了,过去北京有位名中医,专门通过调理小孩的脾胃治疗各种疾病。实际上,通过大量的临床发现,成年人因为吃多了产生食积的情况也非常多,久而久之,疾病就出来了。所以,要"节饮食",不能暴饮暴食。

但"节饮食"不仅仅是节制饮食,还有"饮食有节"的意思,就是要按照节令、按照大自然的规律来有节制地饮食。中医对人的饮食结构是按照五行、五色、五味来调配的,在不同的状态下,不同的时间进食不同的蔬菜和肉食。但是,大自然的节律也不是死的,有的年份,该冷的时候不冷,该热的时候不热,这时候,饮食应该随之变化了。这就是因时而异,因人而异,灵活变化。

大家都知道"贴秋膘"这个说法,到了秋天,人就不能过多出汗了,同时应注意补充营养,让自己长点膘,好抵抗冬季的严寒。实际上,真正的"贴秋膘"应该在 11 月份以后,一直延续到冬季。入冬以后,饮食历来多注意温补,所谓"秋冬养阴"。在北方,像涮羊肉、羊蝎子这样一些性质温热的食物比较流行。于是,人体内是温热的,体外又不够冷,于是体内的温热要散发出去,这一散发,就使精气闭藏不住了。人在冬天是要闭藏精气的，只有冬天闭藏充足，春天才能有能量正常生发。如果精气外泄，闭藏得不够，到了春天，温病就开始流行了。这就是古人讲的“冬伤于寒，春必病温”。其实，“冬伤于寒”不是简单的受冻，恰恰相反，当冬天不够寒冷的时候，人的毛孔闭合得不严实，张开了，精气外泄，寒邪趁虚而入，伏在体内，到了春天，春温之气生发出来，就易使人生病，即温病。当然，在现在人看来，一般都认为是感冒了。所以，虽说“秋冬养阴”，但暖冬养阴仍需慎重，尤其不要以温热的荤腥来养阴。

那么，是不是只要冬天很冷，就可以肆无忌惮地养阴了呢？也未必。秋冬养阴不适合现代城市人，因为这些人营养物质摄入有余，而运动量不足，本来就是阴盛阳虚的体质，如果再要养阴，那就过犹不及了。现在临床上，绝大多数病人都有阳虚阴滞之象，他们身上的物质、能量太多，都淤滞在体内。体内出现淤滞，必然生热，就像内部出现短路的电器发热一样，人一感到热，就得脱衣服或者喝冰水，于是寒邪又轻而易举地进入体内，人体成了一个寒热交错的场所。这样的人一得病就非常复杂，不好治，没有十几年的临床经验，不可能拿捏得准！

那么，我们冬天到底该吃些什么才叫“饮食有节”呢？严格来讲，应该少进肉食，多吃青菜，多喝粥。冬天的蔬菜，主要以大白菜、萝卜为主，这叫“时令菜”，在过去，只有冬天才有这些菜。现在不一样了，有了大棚，无论什么蔬菜，任何季节都有。所以我们到了菜市场上，一年四季见到的蔬菜都差不多，根本不知道哪个是时令菜，哪个是反时令的菜。如果不用心的话，那就只能乱买乱吃了。结果，最终是把自己与大自然相应的那种节律感吃没了。所以，要尽量少食用那些反时令的菜，比如像红颜色的西红柿。红色属火，是夏天的颜色，西红柿也正好是夏天的时令菜，在过去是不能保存到冬天的，除非做成罐头。现在不同了，冬天照样有西红柿，虽然有，但还是少吃为妙。

话说回来，冬天毕竟还是一个藏精气的季节，我们在饮食上该如何合理地搭配才能把这个“精气”藏住呢？首选喝粥，用谷物熬粥喝。尤其是在暖冬季节，熬粥的原料还可以加一些山药、赤小豆等。谷物是植物的种子，每一颗谷物都能长出一颗植物，其中的生机是无限的，这就是大自然的“精气”所在，也正是人体所需要的。山药是长在土里的，也相当于种子，可以繁殖新一代的山药，其中同样蕴含着生命的精气。吃种子来闭藏精气，比大鱼大肉好多了。

有人也许非常急于知道到底应该怎么吃怎么喝，这里，告诉大家一个最简单的判别方法：如果有一天你突然看见窝头，觉得特别香，想吃，那么你这一天就吃窝头去；另一天你觉得南瓜好吃，那么，你就吃点南瓜。中医讲“胃以喜者为补”，就是说你体内缺少这种东西，看见它自然就会想吃。如果吃点辣的、吃点海鲜就过敏，那你就别吃了，因为这说明你的体质天生就不容这些东西。当然，不管什么美味，不要吃得太多，适可而止最好。

细嚼慢咽：最重要的是消化

当下的生活节奏越来越快，使得人们在各个方面不得不讲求速度，甚至在吃饭的时候也不例外，狼吞虎咽、快速进食，成为很多人的进食方式。其实，吃饭的速度也是影响自身健康的一个重要因素。

狼吞虎咽不仅加重了胃的负担，容易患胃炎和胃溃疡；而且，由于食物咀嚼不细，必然导致食物消化吸收不全，从而造成各种营养素的损失。

吃饭需要咀嚼，不少人吃饭速度相当快，10 分钟不到一顿饭就解决了。这种吃法并不科学。咀嚼的作用不仅仅在于把食物咬碎，它还是维持我们身体健康的关键，对于活化身体细胞和神经起着非常重要的作用。

如果忽视咀嚼，则会把一切颠倒过来。

如果一个人的体重是正常的，那么他每餐的进食量是与他的胃容量和食欲相吻合的。吃饭快是导致人肥胖的一个重要因素：我们大脑每天都会接收很多的信息，当你饿的时候，胃反应给你的大脑，这时你才会知道你饿了，反之饱了也是一样。如果你吃得太快，不细嚼慢咽的话，大脑还没收到饱了的信息你就还会继续吃下去，到最后肯定只有一个结果，那就是吃多了。这样就无法调整食物的摄取量，也就是说脑的中枢无法得到饱胀感的刺激。所以无论吃多少，总是觉得没吃饱而会吃得很多，变得肥胖。

某项调查显示：在超过肥胖倾向指数 24 的被调查者中，有 43% 的人表示是速食主义者；此外，50% 吃饭犹如囫囵吞枣的人都具肥胖倾向。

现代食物加工越来越细，蛋糕唯恐不松软，蔬菜水果能“喝”就好了。饮食正在柔软化，各种方便食品、膨化食品蜂拥而上。在经济发达国家产生的现象是，人们开始追求柔软香甜的食物，但实际上这是非常危险的。饮食的西方化，使得便利店里出售的食品都是马上就能够吃完的。一口食物最多咀嚼七八次，少则四五次，在嘴里蠕动几下便咽了下去。这种食物不需要人们的咀嚼就可以吃很多，并都是高热量的食物。现在的年轻人所吃的汉堡包、通心粉只需要咀嚼 620 次。大约半个世纪前，每顿饭的咀嚼次数是 1400 ~ 1500 次，半个世纪之后，咀嚼的次数下降了一半。现代人已从 40 多年前每餐咀嚼 900 ~ 1100 次、用时 20 ~ 30 分钟，下降为目前的每餐咀嚼 500 ~ 600 次、用时 5 ~ 10 分钟。这种饮食习惯很容易产生各种疾病，并且威胁到老年之后的健康，很容易导致痴呆症。

其实，食物在口腔里经过怎样的过程进入到胃里，其结果有很悬殊的差异。经过细嚼慢咽的食物，以非常小的形状进入到胃里面，很容易消化，所以在相对短的时间内就可以完成消化过程。但是如果不细嚼慢咽，把很大块的食物送到胃里后，胃为了消化食物，就必须不断地运动。在这个过程中，胃一边要消化食物，一边还要接受来于自身强烈的刺激。

细嚼慢咽的时候，所分泌的唾液中含有一种能使人保持年轻的物质——腮腺激素。它能强化肌肉、血管、结缔组织及骨、软骨和牙齿的活力，还有增强血管弹性和活跃结缔组织的作用。可是，随着年龄的增长，人到 30 岁左右，大量分泌腮腺激素的耳下腺开始萎缩。要活化它的功能，最有效、最简便的方法就是咀嚼。咀嚼可刺激耳下腺，从而保持腮腺激素的分泌。有了足够的腮腺激素，血管和皮肤等组织的弹性和活力就能得到保持，人即使上了年纪，也会红光满面，不乏青春之色，显得格外年轻。咀嚼还能促进胰岛素的分泌，调节体内糖的代谢，预防糖尿病，并有助于糖尿病的治疗。充分咀嚼食物，不仅可以按摩牙龈、锻炼颌骨和牙齿，有效地预防牙病，而且还可防治口臭、老年性便秘、老年性哮喘等疾病。

除此之外，吃饭慢还能防癌。实验证明，人们在咀嚼食物时分泌的唾液，除有大量帮助消化的淀粉酶外，还含大量的溶菌酶，有很强的抑菌、消毒作用。唾液还能中和、消除食物中的致癌物质，所以多咀嚼还能防癌。专家们通过实验表明，细嚼 30 秒能使致癌物质的毒性降低。

一般应该咀嚼几次为好呢？营养专家说，一口食物在嘴里至少经 20 次咀嚼，才能得到唾液给我们带来的恩惠，咀嚼 30 次则较为理想。从营养学角度分析，在我们享用的食物里，谷类、肉类和蔬菜的比例应该是 3∶1∶1。以此比例进食，就能维持健康。

因为吃得快，粗嚼快咽已成了习惯，一下子改为细嚼慢咽很有难度，要么不知不觉地忘了，要么一口食物嚼 20 次成了任务，数够了，减负一般地咽下去。因此，吃饭快、没有咀嚼习惯的人，可尝试在饮食里增加需要咀嚼很多次的食物，如各种野菜、辣白菜、海苔等，不仅能帮助身体吸收营养，还可以激活包括中枢神经在内的整个身体机能。

食物在进入我们身体之前，在口腔里就会发生这么复杂的变化。应该记住：所谓吃得健康不仅仅是指食物的质量，摄取食物的方法也起着相当重要的作用。

“两粥一饭可长寿”

“两粥一饭”的模式其实体现了如皋人三餐清淡的饮食特点，它是如皋人长寿饮食文化的重要组成部分，无独有偶，著名的长寿之乡广西巴马也有这样的习惯。

早晚喝粥，中午吃饭，这几乎是每个如皋人饭桌上不变的三餐食谱，已经延续了好几代。尽管现在人们的生活条件已十分优越，不再为粮食发愁，可“两粥一饭”的饮食传统依然保留。专家们发现，如皋人的“两粥一饭”饮食模式与当地人的长寿有着密不可分的关系。

“两粥一饭”概念最具含金量的部分是早晚喝粥。大量的调查资料表明，如皋百岁老人中有74%的人每天早晚都要喝粥。

早晨喝粥的好处是调节脾胃，因为胃经过一夜的蠕动，存食基本排空，此时处于空虚状态的胃正需要补充水分和吸收营养，如果吃些生冷坚硬的食物，则会刺激胃，使胃产生不舒服的感觉。《医学入门》中有“盖晨起食粥，推陈致新，利膈养胃，生津液，令人一日清爽，所补不小”的记载。宋代文学家张耒专门写了一篇《粥记》来说早晨喝粥的好处：“每日起，食粥一大碗，空腹胃虚，谷气便作，所补不细，又极柔腻，与肠胃相得，最为饮食之妙诀。”

中医有“年过半百而阴气自半”的说法，意思是老年人身上不同程度地存在着肾精不足的问题，经常喝粥，可以起到补益肾精、益寿延年的作用。而傍晚酉时(17～19点)是“肾经当令”，即肾经值班的时间，此时补肾事半功倍，所以晚上喝粥补肾的效果会特别好。

古人都极力称赞粥的养生保健功效，在长寿之乡，许多老人就是通过坚持早晚喝粥，治好了胃痛、失眠和便秘的毛病。不过，喝粥最大的好处还是养胃，因为它不但不会消耗胃气，而且能补益胃气。胃是我们的后天之本，保养好胃，才能走好长寿之路。

中午吃米饭是全国各地普遍的饮食习惯，如皋也不例外，不同的是，如皋人中午的餐桌上拒绝大鱼大肉、大油大糖，青菜、萝卜、菠菜、豆腐才是如皋人的当家菜、家常菜，就像如皋俗谚说的："鱼上火，肉生痰，豆腐青菜保平安。"

经常单独吃饭容易生病

一群人吃饭，你一言我一语的，浪费时间，一个人吃饭效率更高。你可能会这么想，其实这是错觉。我们先看看一家人进餐的状况：当一家人心情舒畅地围着餐桌吃饭时，大家心情平和，每个人咀嚼着自己爱吃的美食，有说有笑，气氛融洽，既交流了感情，又享受了佳肴，十分温馨。

人们在充满亲情的环境下进餐，心情轻松愉快，其胃液的分泌也相对地旺盛，可促使肠胃蠕动加快，使食物尽快消化和吸收，消化系统自然畅通无阻。

很多上班族，早餐一个人吃；午餐则在餐厅吃，如果没有邀请同事一起吃饭的习惯，就只有一个人匆匆地吃完饭再赶回公司；如果晚上回到家时已经很晚了，只好又是一个人边看电视边吃饭了。

其实如果经常一个人吃饭，容易产生紧张，并引起胃溃疡或十二指肠溃疡。原因就在于，我们的胃肠道也是有感情的器官，它们的蠕动尤其是各种消化腺的分泌，都是在神经系统支配下进行的。我们都有这样的感受：心情好的时候，即使粗茶淡饭，也感到特别香甜；忧愁的时候，纵有山珍海味，也会味同嚼蜡。可见，胃肠的机能对情绪极为敏感。如果你性格忧郁，多愁善感，或整天伏案工作，思虑过度，更容易吃饭不香，尽管吃得很少，仍然感到肚腹饱胀。

人的胃肠道拥有非常丰富的神经细胞，很容易接受外界刺激，反应异常灵敏，一旦受刺激就会"闹情绪"，出现一系列的植物神经功能性紊乱，如胃肠蠕动减慢、消化液分泌减少、食欲下降和饱胀等消化不良症状。

人们情绪良好的时候，神经系统处在适度兴奋状态。植物性神经也是如此，肠胃也会以相同的速度蠕动和分泌、接纳和消化食物，从而有益于健康。

如果人们长期在紧张、忧虑等恶劣情绪下进餐，导致植物神经功能性紊乱，肠胃功能也会进入紊乱状态，可能会恶心、呕吐、打嗝、食之无味、腹胀、腹痛或者情绪性腹泻。若长期处于这种状态，则可能变成器官性疾病。

现代医学家使用多种方法进行测试，发现情绪对胃机能的影响十分明显。与试验者进行紧张的谈话或采用催眠暗示的方法，使受试者处于不同的情绪状态，结果发现：气愤、恐惧、激动、焦虑等情绪可使胃的分泌量增加，酸度增高；而抑郁、悲伤、失望等情绪，则使胃液分泌量减少，酸度下降，胃的运动也减慢。

如果你长期养成了独自进餐的习惯，你得胃溃疡的概率就比别人高，所以吃饭时最好和家人、朋友或同事等在融洽的气氛中进行。如果只能独自进餐，则可一边进食，一边观赏轻松的电视节目。总之，尽量使自己在轻松的心情下进食。

第二章　四季饮食各不同

——健康在于每一天

应季：顺应自然，合于大道

俗话说“冬吃萝卜夏吃姜，不劳医生开药方”。很多人会问：“姜是辛温的，夏天天气那么热，吃姜岂不是火上浇油？萝卜是凉性的，冬天天气那么冷，吃萝卜岂不是雪上加霜？”但事实就是这样，身边坚持“冬吃萝卜夏吃姜”的人，身体就是好，没见到吃出什么问题来。

自然界的规律，是春生、夏长、秋收、冬藏，人身上的阳气也是如此。夏天的时候，阳气在体表，所以毛孔也张开了，流的汗也多了；冬天的时候阳气闭藏在体内，所以体表的毛孔闭合，身体密切配合我们防寒。这是表面现象，不足以解释为什么要“冬吃萝卜夏吃姜”。

实际上，夏天，当阳气在体表的时候，人体的内部，尤其是肠胃，是虚寒的。这一方面是由于体内的阳气少了，另一方面是由于人在夏天的时候更喜欢吃生冷寒凉的食物，比如西瓜、桃子、梨子等等，喝水也喜欢喝凉的。尤其是当今，凭借现代科技，想出了各种对付酷暑的办法。饮食上，除了雪糕冰棍，还要吃冰镇西瓜，喝冰镇啤酒、冰镇饮料。在吃这些寒凉东西的时候，我们固然能感受到一股透心凉，但也把寒气送进了我们本来就不温热的肠胃。肠胃一旦受寒，身体就没法安全。所以，夏天拉肚子的人比冬天多。肠胃受寒后应该温暖它。姜是辛温的，正好可以温暖肠胃，及时排出肠胃中的寒气，恢复人体消化系统的活力。

吃姜还有一个好处，姜是辛温发散的，有发汗的功效。夏天出汗，是非常有必要的。不知道大家有没有注意到，我们平时运动出的汗跟夏天出的汗不一样。夏天的汗，你用手一摸，感觉是黏的。这是为什么呢？原来,每个人体内都有湿气、湿毒和其他浊物、毒物,当烈日炎炎或是闷热无比的时候,人体会借着流汗,把体内的湿邪浊毒排出来,这比吃什么药都好。这些湿邪浊毒在人体内到处都是,埋藏得有深有浅,出汗不透,它们就排不透彻,借助腹内的虚寒而继续埋藏。如果吃一些姜,一面温暖肠胃,一面辛温发散,那么,这时候出的汗,就是来自人体最深处的,是由外而内地给人体进行彻底的排湿排毒。

可是,现在有很多人,夏天过于贪凉,在屋里、车里,都用空调吹着,决不让身体流一点汗,怕热,怕汗;同时又吃着大量的冰镇或寒凉的饮食,这等于从里到外把湿邪浊毒拦堵在体内,不让它出来,身体岂有不受害之理?

所以,我们要学会了解自己的身体,不要热昏了头,不要只贪图一时的凉爽而不顾后果。因为这个时候你的体内很可能不是热,而是寒。夏天,我们不妨观察一下自己的舌头,如果微微有些青紫,那就说明我们体内有寒气了。倘若这个时候你还一味迷信于清凉降火之物,那就南辕北辙了。这时更应该吃姜。

吃姜的方法很多,可以在菜肴中多放些生姜,可以适当喝些姜片茶,或者吃些糖姜片。最好的莫过于特意用生姜煮一碗热气腾腾的姜汤,喝下去,出一身汗,那种感觉,妙不可言,仿佛能感受到姜汤的辛温之气把我们体内的寒湿邪气统统给赶出来的那种情形。

再讲萝卜。冬天比较冷,所以我们习惯于吃一些温热的食物,以抵挡寒凉的天气,如火锅,冬天时吃的人很多,羊肉串、羊蝎子,也是人们的最爱。我们的身体,从深秋开始,包括整个冬季,一直到仲春,都是裹得严严实实的。冬主藏,冬天人的运动量相对较少。运动少,毛孔闭塞,加上吃的东西热性大,热就容易滞留在体内,出不来。所以多数人身体是属于实热壅滞型的。萝卜性寒,可以润肺,通心气,顺肝气,是行气的好食物。吃点萝卜,清一清壅滞之热,同时让你的气在身体里运行起来。给自己通通气,保证你来年的春天不会有大的问题。萝卜产于深秋初冬,自然条件下可以储藏一个冬天，而我们在这个时节吃萝卜也是最保健的。大自然什么时候给我们，我们就什么时候吃，这叫做“应季”，顺应自然，合于大道。

还要补充的是，对于正在进补的人，正在吃人参补气益气类的食物，就不要再吃萝卜了。因为萝卜行气，这个时候吃它好比给车胎充了气又放掉，你的进补计划就前功尽弃了。

春天吃种子可保护生机

《内经》云：“春三月，此谓发陈，天地俱生，万物以荣，夜卧早起，广步于庭，被发缓形，以使志生……逆之则伤肝……”通俗地说，人在春季应顺应自然，推陈出新，早起晨练，活动肢体，披开头发，舒缓形体，不要给人体很多束缚，好让阳气能顺畅生长，不要抑制阳气的生长。

春为风木，木性条达，在人体器官应对于“肝脏”，此“肝脏”并非完全是解剖意义上的“肝脏”，还包括肝、内分泌、消化系统等多方面的功能。春季养生，重在生发，脏腑调养，首推“肝脏”。

春季气候变化较大，故有谚语云：“吃了端午粽，才把棉衣送”，告诫人们不要过早脱棉衣，以免机体受寒伤到阳气。

春季饮食“宜甘减酸”。脾胃是后天之本，人体气血化生之源；脾胃之气健壮，人可延年益寿。春季饮食宜选辛、甘或微温之品，不宜食酸大辛大热之物，以防肝阳之气升发太过而克脾土，不利健康。避免吃生冷油腻之物，要食富含维生素 B 的食物和新鲜蔬菜。宜吃些种子类食物，如大米、面粉、玉米、薏米、高粱、燕麦、花生、豆类，还有红薯、山药、土豆、白萝卜、胡萝卜等，因为五谷的生命力是我们生命力量的来源。种子中蕴含着生机,有助于机体的生发。

维持人的生命仅仅靠脂肪和蛋白质是远远不够的,最主要的还是要靠无数具有生命力的种子,没有一个民族不是靠吃粮食生存下来的。种子的生命力是非常重要的,也是我们生命力量的源泉。举个例子,长沙马王堆出土的两千年前的种子,甚至到了现在还能发芽,可见种子生命力的强大。我们说种子是生命的延续,所以中医讲的吃五谷,其实就是各式各样的种子。不但吃饭需要靠种子,维持人的生命需要靠种子,中医里面也有很多种子入药,比如车前子、枸杞子、覆盆子…那些补肾的药全是种子,五子衍宗丸全是籽儿。所以,我们说维持人的生命不能仅靠脂肪和蛋白质,还要靠无数具有生命力的种子。

在我们日常生活中,既然说到五谷,就不能不提小米。小米在中国古代叫做“稷”,江山社稷的“稷”字,就是小米,社就是我们对祖先表示一种祭祀。“社稷”的意思就是我们祖先用最好的粮食来供奉祖先。

我们可以想象,一碗小米种在地上是一大片,这一碗小米有多少粒?一粒小米就是一粒生命。而且小米在任何贫瘠的土地上几乎都生长,你只要撒下去它就能长出来,具有极强的生命力,所以我们的祖先把小米作为五谷之首,是有道理的。你看一碗老玉米,一共才几十颗,可一碗小米,那是上百颗、上千颗,它所具有的生命能力,是不一样的。

革命战争时期,八路军伤员靠什么养好的?靠的是山西老大娘的小米汤;现在妇女产后,从南到北为什么都要喝小米粥?就是因为它有着极强的生命力。妇女产后,体质衰弱,老中医说“糜粥自养”,其实就指的是小米粥。

小米的生命力最强,熬小米粥时,粥油(就是上面那层皮)是小米最精华的部分,主要作用是益气健脾。小孩脾胃生发力最弱,常常会腹泻,喝了粥油以后,很快就会好了。

种子具有生命力,但我们必须要了解:新鲜的粮食才具有最旺盛的生命力。

饮食中还有一个非常重要的原则，就是我们在吃饭的时候，一定要尽量吃新鲜的粮食。农村的孩子，为什么大多都长得很结实？因为他们吃的都是第二年的种子，而非陈粮，因为陈粮已经失去了旺盛的生命力。所以，大家如果有条件，多吃新鲜的大米，新鲜的粮食对人的生命是至关重要的。

春季肝气旺，少酸护肝

春季气候多变，是各种流行疾病的高发期，人们应注意保健，以防疾病。春季养生，要注意以下原则。

补充热量增强身体抵抗力

早春时节，气候仍然比较寒冷，人体为了御寒，必然要消耗一定的能量以维持基础的体温。因此，早春期间的营养构成，应该以高热量食物为主，宜遵循高热量、高蛋白原则。

在春季日常饮食中，除了谷类制品以外，还应食用黄豆、芝麻、花生、核桃等，因为这些食物可以及时地补充能量。此外，早春时节还需要补充一些优质的蛋白质食品，比如鸡蛋、鱼类、虾、牛肉、鸡肉、兔肉和豆制品等。这类食物都含有丰富的蛋氨酸，以增强人体的耐寒能力。

饮食要选抗病毒性食物

春季，气候由寒转暖，细菌和病毒等也开始繁殖，而且活力增强，容易侵犯人体而导致疾病。因此，在饮食上要遵循抗病毒原则。饮食中应注意摄取充足的维生素和无机盐，比如小白菜、油菜、辣椒、柑橘、红枣等食物都富含维生素C，具有抗病毒的功效。

增甘健脾少酸护肝

中医将食物分为酸、苦、甘、辛、咸五味，五味入五脏，也即：酸入肝、苦入心、甘入脾、辛入肺、咸入肾。春天生机勃发，正是肝气条达之时，酸味入肝，具有收敛之效，要适可而止，过则可能影响阳气的升发和肝气的疏泄，甚至会致肝郁或肝火更旺，容易伤及脾胃。

另外，经过冬天、特别是春节前后的厚味滋养，不少人脾胃超“负荷运转”，春季除了气温回升之外，空气中的湿度也逐渐增加，“湿邪困脾”。因此，在饮食应尽量清淡，建议多吃些味甘平的食物以“醒脾”，如蔬果类的南瓜、扁豆、马蹄、菠菜、芹菜、莴笋、胡萝卜、花菜、油菜等，或者鱼、肉类的鲫鱼、鲈鱼、鸡肉、牛肉等。

而从五行跟五脏的关系来看，脾属“土”，肝属“木”，脾健则“土固”，土固可以御“木侮”，因此，以甘养脾间接也能起到护肝、益肝之效。

春季“以肝补肝”不太妥

许多注重饮食养生的人都知道春季是养肝的好时节，而民间以及祖国医学素有“以形补形”之说，中医认为肝开窍于目，因肝虚而致“夜盲症”（缺乏维生素A），选猪肝、牛肝（富含维生素A）以脏补脏来治疗，隋代巢元方、唐代孙思邈等皆有记载。有些人便按照“以肝补肝”的方法，不时买些动物肝脏来进行食补。这种做法不太妥当，应该辨证论治。如果机体不虚，阴阳平衡，就不要偏食或过食动物内脏，对于代谢旺盛的人来说，偶尔吃些无妨，但动物内脏蛋白质、胆固醇和矿物质（如铜）等含量也相对较高，肝胆、肾病、痛风及血脂偏高者应根据自身病情，注意少吃或不吃内脏。

夏季"降火"不过火

随着炎炎夏日的到来，野菊花、胖大海、金银花以及形形色色的传统"降火"凉茶也备受追捧，但一些整日茶不离嘴的人却出现了食欲下降、口舌生疮、失眠、腹泻等"凉茶过敏"症状，其实这些都是典型的"降火"降过了火。

自行搭配降火方剂，可能伤肠胃

人们往往习惯性认为夏天来了，人体内自然就"火"大了，多喝点菊花、胖大海、金银花等不仅能解渴消暑，还能驱走内火，所以天热时，很多人带着饮料走到哪喝到哪，一天到晚随时"降火"，这种自以为是的"健康生活方式"却非常不健康也不科学，不是所有人都需要在夏季降火。

根据中药理论，药物有寒、热、温、凉等药性的分类，野菊花、胖大海、金银花以及很多凉茶其实就是中药，都属于寒凉类药物，有清热泻火、凉血解毒、利尿凉肝等功效，但药物的搭配、禁忌、剂量和用法都有讲究。而现在很多人喝凉茶用的是自己搭配的"方剂"，比如菊花茶泡胖大海、金银花配苦丁茶，甚至把自家能找到的"下火"材料来个大杂烩，还有人因为脸上起了几个小痘痘就自我诊断为"上火"，把自己所能想到的下火药吃个遍，这样很容易损伤脾胃，导致食欲低下、精神乏力、失眠等症状。正确的办法是如果"内火"已经造成口腔溃疡等症状，一定要在中医的指导下配制"降火"方剂，而在没有疾病的情况下，这些"降火"饮料的饮用量，则不要超过一天总饮水量的一半。

有些人，夏天也不能“泻火”

有几类人是不宜“降火”的。第一，婴幼儿绝对不能盲目“降火”，因为婴幼儿的脾胃调节功能尚处在建立和完善的阶段，对于外来药物的寒凉刺激不能及时调整和适应，反而会因为药物直接作用于脾胃影响消化吸收，出现腹泻、腹痛、咽痛、咳嗽等症，还会诱发扁桃体炎、咽炎；其次，月经期的女性和一些患有妇科疾病的妇女体质一般都偏寒，过度饮用“降火饮料”容易引起痛经、虚脱等现象；第三，孕产期妇女随意“降火”对胎儿不利，甚至可引起流产；第四，体制虚寒的慢性病人脾胃功能差，常喜温畏寒，更应该避免“降火”。

有些人，不能“降火”还要“驱寒气”

夏季人们衣着都比较单薄，但天气变化无常，气温跨度往往也很大，尤其是现在很多单位和公共场所把空调的温度调得太低，这样会人为形成瞬间剧烈温度变化，可导致人体皮下组织和黏膜分泌不足，引起风寒感冒。尤其是对于病后体虚、体质柔弱、身体虚寒者以及孕产妇等，不仅不能随便“降火”，还应在温度转换太快或淋雨后，喝些用葱、蒜、醋熬的汤水，以“驱逐寒气”，预防夏日风寒感冒。

夏天，我们要“吃得苦中苦”

夏日酷热潮湿，各种疾病易乘虚而入，若能吃些含有“苦”味的食物，则有益于身心健康。史书《周礼》中记载：“凡和，春多酸，夏多苦，秋多辛，冬多咸……以甘养气”，意思是说，大凡调配饮食，春天多酸味，夏天多苦味，秋天多辣味，冬天多咸味……。《本草备要》也指出："苦能泻热而坚肾，泻中有补也。"

现代医学也认为，苦味食物中含有氨基酸、维生素、生物碱、甙类、微量元素等，具有抗菌消炎、解热去暑、提神醒脑、消除疲劳等多种功能。一是苦味食品能够防癌抗癌。科学研究发现，苦味食品中含有丰富的维生素 B_{17}，它具有强大的杀伤癌细胞的能力。二是苦味食品可促进胃酸的分泌，增加胃酸浓度，从而增加食欲。三是苦味食品醒脑提神。带苦味的食品中均有一定的可可碱和咖啡因，食用后醒脑，有舒适轻松的感觉，可使人们从夏日烦躁的心理状态中松弛下来，从而恢复精力。

苦味食物还能够调节体内酸碱平衡。酸性食物包括谷类、米面、糖类、肉类、蛋类等，如果只食用这类食物，血液就会接近酸性。当人体血液酸性化时，人的手脚就会发凉、易感冒、伤口不易愈合，严重时可直接影响大脑和神经的功能。要预防"酸性体质"，就要适量进食一些属于碱性食物的水果和蔬菜，特别是那些苦味食物。这样可以预防体内酸性过高并中和酸性，达到机体的酸碱平衡。

下面推荐几种常见的苦味食品，不妨根据自己的实际情况选择食用。

1. 苦瓜：又名癞瓜、凉瓜。它营养丰富，富含蛋白质、脂肪、糖、钙、钠、铁、胡萝卜素、硫胺素、核黄素、苦瓜甙等。未熟嫩瓜可作蔬菜食用，成熟后，瓤可生食，瓜可作汤，又可凉拌，还可清炒，也可与肉、鱼一起做菜，清脆爽口，别有风味，具有增强食欲、助消化、除热邪、解劳乏、清心明目、益气壮阳等功效。科学家还意外地发现，苦瓜具有美容作用。苦瓜中含有丰富的维生素 C 和多种氨基酸、苦瓜甙、丰乳糖醛酸、果胶、矿物质等。所以，常食苦瓜能有效增强皮层活力，使皮肤变得细嫩健美。

2. 蒲公英：这是一种菊科植物。蒲公英带根的全草，既可作蔬菜充饥（多用嫩叶，凉拌、烹煮即可），又可入药治病。多吃也不伤人，还可起到清热、解毒、缓泻、利胆、保肝、健胃、降血压、提神醒脑、抗菌抗癌的功效。据悉，目前日本已研制开发出蒲公英系列保健饮料和食品。

3. 苦菜:苦菜含有蛋白质、脂肪、胡萝卜素、维生素、甘露醇、生物碱等十几种营养物质,性味苦寒,有安心益气、清热解毒的功效。

4. 杏仁:含有苦杏仁甙,所以口感很苦,但食用它能够止咳定喘、润肠通便,适用于伤风感冒引起的咳嗽、痰多,效果良好。

5. 茶叶:味甘苦、性微寒,能缓解多种毒素。研究证明,茶叶中含有一种丰富的生物活性物质——茶多酚。茶多酚能将重金属离子沉淀或还原,并通过与蛋白质的结合抑制细菌和病毒,还对多种致癌物有相应的抑制作用。此外,茶多酚还能提高机体的抗氧化能力,降低血脂,增强红细胞弹性,防止血栓形成,缓解或延缓动脉粥样硬化和高血压,有保护心脑血管的功能。

6. 啤酒:啤酒是用大麦和啤酒花为主要原料,经酵母发酵而制成的。它含有丰富的氨基酸、蛋白质、糖、矿物质及其他有利于人体健康的成分,素有“液体面包”的美誉。其清爽可口的苦味,有帮助消化、滋补身体的功效。喝适量啤酒可起到健胃、清目、散热、解渴、降血压、止咳、利尿、镇静、消除疲劳、恢复精力等作用。

此外,常见的苦味食物还有菊花、百合、地胆草、荷叶等,这些苦味食物也都含有生物碱、苦味肽、配糖体、硝基化合物以及钙、磷、钾、铁、镁、锌等多种矿物元素,具有清热解暑、补水消肿、健脾益胃之功效。咖啡、巧克力、可可等带苦味的食品,夏季也不妨多选择食用。但需注意的是,苦味食品一次食用不宜过量,否则容易引起恶心、呕吐、败胃等不适反应。

夏季吃燕麦好处多

夏季是一年中气温最高的季节,人体的新陈代谢十分旺盛,好多人在炎热的夏天常常出现全身乏力、食欲不振、容易出汗、头晕、心烦、昏昏欲睡等情况，为了安度炎夏，营养专家建议饮食清淡，营养均衡。由于夏季人的胃酸分泌减少，加之饮水较多，冲淡胃酸，导致机体消化功能较弱，所以应多吃营养丰富、气味清淡之品，忌食油腻、煎炸及热性的食物。如果是加工方便的燕麦配上蛋奶、蔬菜、水果制成的早餐，能够在提供持久能量的同时，保持均衡营养，将是另一种时尚吃法。

燕麦营养丰富，富含高分子碳水化合物和膳食纤维，独特的水溶性纤维β葡聚糖会延长碳水化合物的消化时间，不仅能持续稳定地提供能量，更能带来一天都充沛的精力。

燕麦是控制血糖、养颜美容的佳品。每天食用3克由燕麦片提供的水溶性膳食纤维，连续30天，能有效地降低人体血液中的胆固醇。水溶性膳食纤维像海绵一样吸收胆固醇，并将其排出体外，减少胆固醇在大肠、小肠被吸收的机会，从而降低血液中的胆固醇含量，即降低血脂，减少患心脏病的概率。

每餐食用燕麦面食品（或燕麦片）100克能摄入膳食纤维9克，对控制餐后血糖急剧上升和预防糖尿病，非常有效。膳食纤维可使食物在胃里停留时间延长，推迟小肠对淀粉的消化吸收；水溶性膳食纤维在肠内形成黏状物，将食物包裹，阻止小肠对淀粉吸收，使餐后血糖上升趋缓和，胰岛素被合理利用，起到控制调节血糖和预防糖尿病的功效。

不仅如此，燕麦片纤维含量高，吸水性强，吸水后膨胀，使其体积增大，延长食物在胃里滞留时间，有饱腹感，有减肥效果。

长期增加膳食纤维的摄入，可以起到通便、排毒、养颜的功效。燕麦中的维生素E、亚麻酸、铜、锌、硒、镁能清除体内多余的自由基，抗衰老；燕麦中含有褪黑素，它能去掉黑斑、使皮肤白腻，并且还有诱导睡眠作用。

如何选择燕麦片？

1. 选择颗粒均匀的燕麦片，这样可使溶解度相同，不会在口感上造成不适。

2. 不要选择透明包装的燕麦片，这样容易受潮，且营养价值也会有部分损失，最好选择锡纸包装的燕麦。

夏季吃水果因人而异

夏季正是水果盛产的季节，荔枝、龙眼、西瓜、香蕉、水梨，还有进口的葡萄柚、苹果等琳琅满目。虽说水果要多吃，但是依照中医的看法，人的体质分为寒、热、虚、实。水果也有水果的性质，一不留神，错吃水果也会让人不舒服。所以说，夏季吃水果也要看人的体质。

体质判断并不容易，简单地说，“寒体质”的人，产热能量降低，导致副交感神经兴奋，代谢率下降，也由于体内产热量减少，所以手足较冰冷，脸色比一般人苍白，喜欢喝热饮，很少口渴，即使炎炎夏日，进入冷气房也会觉得不适，需要喝杯热茶或加件外套才会舒服。相反地“热体质”的人，产热能量增加，导致交感神经较兴奋，身体较有热感，脸色红赤，容易口渴舌燥，喜欢喝冷饮，进入冷气房就倍感舒适。体质虚是生命活动力衰退所造成，人的精神比较萎靡、心悸气短；体质实则容易发热、腹胀、烦躁、呼吸气粗，容易便秘。

水果属性和体质的确有关。说到食物属性，中医有所谓“四气”。这是指食物进入体内，会产生“寒、热、温、冷”的作用，如果不温不热，不寒不凉，则归属于“平”性。因此，每种水果如果进入了人体，也就有它的“个性”。中医更强调均衡、阴阳调和，体质偏热的人要多吃寒凉性的食物，体质偏寒的人，自然要多吃温热性的食物，吃水果的原则也一样。同时，地形、气候也会影响生理与饮食，比如亚热带地区，仲夏暑热难当，受天热、地暑的影响，人们常发生头痛、身热、口渴、心烦等现象，为了达到均衡，最好选择吃些寒性、凉性的食物。

中医所说的热性水果，指的是热量高、糖分高的水果。这些水果吃下去后，肝脏的葡萄糖磷酸化的反应加速、肝醣合成增加、醣解反应增加、胰岛素与升糖激素比例上升、脂肪酸合成提高、三酸甘油脂合成也提高，肝脏充满了待送出的油脂和糖，就容易上火，身体能量增加，就比较“热”。相反地，热量低、富含纤维，但脂肪、糖分都很少的水果，就属于寒性，这样的水果吃下去纤维和水分会占据胃肠空间，让人吃不下其他食物，人吃多了就会愈来愈没能量、没体力，也愈来愈怕冷、虚弱。身体营养素足够的人，不管吃哪类水果，只要不过量，应该都不会有大碍。一旦身体状况不理想，像是体内热量较不足的虚寒体质，吃凉性水果就会不舒服。

夏日吃水果，注意讲科学，肠胃不好的人，最好是选择“温和”一点的水果，不要太甜，也不要太酸；容易消化的瓜类、水梨、苹果等也不错。不过，中医辨证上，虚寒体质以及有慢性肠炎、十二指肠溃疡，或者“胃寒”——也就是胃炎、胃溃疡患者，最好少吃西瓜、香瓜等寒凉食物。芒果好吃，有人却碰都碰不得，因为一吃就过敏。医生指出，芒果皮有组织胺成分，容易引起过敏，理论上芒果属于发物，有感染性疾病、皮肤病、发炎症状的人，吃“发物”就会诱发疾病或者病情加重。不过，归类起来，芒果果肉属于凉性，有生津止渴、益胃止呕、利尿止咳等作用，对于容易晕车、晕船的人，能解除不适感。

饮食均衡不仅要注意“质”，也要在乎“量”。任何一种水果吃太多，无论体质再好，身体都会受不了。

秋干人"燥"，多补水少吃姜

对于注重养生的人来说，秋冬无疑是进补的好时机。秋季合理进补，不仅可以弥补夏季的过度消耗，还能增强人体对寒冷天气的适应能力，为平安过冬作好准备。

秋天是一个收获的季节，瓜果谷物都成熟了。在夏日里茂盛生长的植物，到了秋天，就逐渐进入了生命的蛰伏期，翠绿的叶片在干燥的秋风中逐渐枯黄，这是自然规律，无法抗拒。人的身体其实也和季节变化相呼应，如秋天落叶繁多的时候，我们此时掉的头发可能会多于其他季节。

秋天是一个干燥的季节，人体同样缺少水分。所以，秋天养生和进补尤其要注意补水。多喝水也就成了我们对付"秋燥"的一种必要手段。但是，如果我们光喝白开水，并不能完全抵御秋燥带给我们的负面影响。水分进入人体后，很快就会被蒸发或排出体外。这个时候，喝点蜂蜜水有更好的润燥效果。蜂蜜抗燥除火，既可以防治因秋燥而引起的便秘，还能起到排毒养颜的作用。

秋天进补还要注意"平补"。所谓的平补，就是要选用性味平和的滋补品，如山药、大枣、莲子、核桃、木耳、百合、杏仁等，这些均有补益气血、健脾补肾的作用。不宜多吃辛辣燥热的食品，比如辣椒、花椒、桂皮、生姜、葱及酒等，这些食品属于热性，又在烹饪中失去了不少水分，虽然少量食用可以调节口味，对身体没什么影响，但如果秋天多吃、常吃，就会让身体更加干燥。

为了让我们的身体不受秋燥的伤害，当秋天来临之际，我们最好"多补水少吃姜”,这样才能安然度过“干燥之秋”!

冬季饮食“搭”着吃

寒冷的冬季,人体对能量与营养的要求较高,而且人体的消化吸收功能也相对较强。讲究营养搭配不但能提高机体抗病能力,还可把食物中的营养成分更多地储存在体内,为明年开春乃至全年的健康打下基础。这与中医讲究的“冬天进补,开春打虎”“三九补一冬,来年无病痛”的说法有很多共通之处。

搭配暖胃温脾的食物

随着天气逐渐转凉,人们要注意胃部保暖,尤其是那些身体较瘦弱的人,多吃些暖胃温脾的食物很有好处。因为身体较瘦的人通常胃壁较薄,在气温变化的情况下更容易产生痉挛,导致胃痛和消化不良。还要特别提醒那些“要风度忘了温度”的年轻爱美女性,应注意冬季保暖。一些女性身体本来就单薄,为了时髦穿得太少,造成肠胃和身体“双重受寒”。这样的女性可以适当多吃一些暖胃温脾的食物,如羊肉、虾、红枣、栗子、糯米等,这些食物具体如何搭配呢?

当归配羊肉:当归羊肉汤,具有暖中祛寒、温补气血、开胃健脾等功效。

红枣配桂圆:红枣号称“百果之王”,冬天食用最为滋补。红枣既能滋补养血,又能健脾益气,抗疲劳,增强机体免疫力,搭配桂圆做成红枣桂圆茶,则具有补血养颜的功效。

栗子配鸡肉:栗子搭配鸡胸脯肉,滑炒成栗子炒鸡,色泽金黄油亮、鸡嫩栗香、甜咸鲜美,具有补虚养生、健脾开胃的功效。

糯米配红枣:糯米的主要功能是温补脾胃,所以一些脾胃气虚、常常腹泻的人吃了,能起到很好的食疗效果。冬季不同病症的人吃糯米主要有以下几种方法:经常胃部隐痛的人,可用糯米、红枣适量煮粥食用;若脾胃虚弱、腹胀、倦怠、乏力,可用糯米、莲子、大枣、山药一起煮粥,熟后加适量白糖食用;经常腹泻、消化不良的人,可用糯米酒煮沸后加鸡蛋煮熟食用。由于糯米黏滞、难于消化,所以吃时一定要注意适量,儿童最好别吃。

除此之外,女性在冬季还要注意少吃生凉食物,多吃熟食和暖食,尤其不要早上睡醒就吃水果和喝凉水,避免肠胃受到过度刺激。

搭配滋阴润肺的食物

冬季是各种呼吸系统疾病高发的季节,为了预防这些疾病,可以多吃一些银耳、百合、莲子、梨、藕、萝卜、荸荠、山药、豆浆、蜂蜜等,具有滋阴润肺作用的食物,比如可以做百合银耳莲子羹、红枣百合粳米粥、蜂蜜萝卜汤、蜂蜜雪梨汤等,也可以炒胡萝卜西芹百合。

百合银耳莲子羹的做法:将百合和银耳用水浸泡,将莲子除去苦心,与百合、银耳同泡。待全部泡开后,用沙锅将水烧开,将百合、银耳、莲子逐次放入锅中,最后放入冰糖。用文火将其煮烂,一定要将银耳煮至酥烂、汤变稠,这样才能称其为羹,否则只能称其为汤了。

搭配各种营养丰富的食物

寒冷也影响人体的泌尿系统,使排尿增加,随尿排出的钠、钾、钙等无机盐也较多。可多吃蔬菜,适当增加动物内脏、瘦肉类、鱼类、蛋类等食品。还可多吃些鹧鸪、甲鱼、老鸭、芡实、桂圆、荔枝、胡桃肉、木耳等食品，这些食品不但味道鲜美，而且富含蛋白质、脂肪、碳水化合物及钙、磷、铁等多种营养成分，不仅能补充因冬季寒冷而消耗的热量，还能益气养血补虚，对身体虚弱的人尤为适宜。其他还有姜枣苏叶饮、红花茶、菊花乌龙茶、菊楂决明饮、枸杞酒、首乌酒等药茶、药酒均可根据各自的体质情况选用。

三九补一冬，来年无病痛

现代医学认为，冬季进补能提高人体的免疫功能，促进新陈代谢，使畏寒现象得到改善。冬季进补可使营养物质转化的能量最大限度的贮存体内，有助于体内阳气的升发，为来年的身体健康打好基础。“三九补一冬，来年无病痛”就是这个道理。

冬季进补应顺就自然，注意养阳，以滋补为主。根据中医“虚则补之，寒则温之”的原则，在膳食中多吃些羊肉、狗肉、牛肉、鸡肉等热性食物，以提高机体的耐寒能力。

冬季，人体受寒冷气温的影响，生理功能和食欲等均会发生变化。因此，合理地调整饮食，保证人体必需营养的充足，对提高人的耐寒能力和免疫功能，是十分必要的。

首先应保证热能的供给。冬天的寒冷气候影响人体的内分泌系统，使人体的甲状腺素、肾上腺素等分泌增加，从而促进和加速蛋白质、脂肪、碳水化合物三大类热源营养素的分解，以增加机体的御寒能力，这样就造成人体热量散失过多。因此，冬天营养应以增加热能为主，可适当多摄入富含碳水化合物和脂肪的食物。对于老年人来说,脂肪摄入量不能过多,以免诱发老年人的其他疾病,但应摄入充足的蛋白质,以优质蛋白质为主,如瘦肉、鸡蛋、鱼类、乳类、豆类及其制品等,这些食物所含的蛋白质,不仅便于人体消化吸收,而且富含必需氨基酸,营养价值较高,可增加人体的耐寒和抗病能力。

冬天,又是蔬菜的淡季,蔬菜的数量少,品种也较单调,尤其是在我国北方,这一现象更为突出。因此,往往一个冬季过后,人体出现维生素不足,如缺乏维生素 C,并因此导致不少老人发生口腔溃疡、牙根肿痛、出血、大便秘结等症状。其防治方法首先应扩大食物来源,冬天绿叶菜相对减少,可适当吃些薯类,如甘薯、马铃薯等。它们不仅富含维生素 C、维生素 B、维生素 A、胡萝卜素,还有清内热、去瘟毒作用。此外,在冬季上市的菜中,除大白菜外,还应选择圆白菜、心里美萝卜、白萝卜、胡萝卜、黄豆芽、绿豆芽、油菜等,这些蔬菜中维生素含量均较丰富。只要经常调换品种,合理搭配,还是可以补充人体维生素需要的。冬季的寒冷,还可影响人体的营养代谢,使各种营养素的消耗量均有不同程度的增加。老年人由于消化吸收和体内代谢因素的影响,往往缺乏钾、钙、钠、铁等元素,再加上冬季人体尿量增多,使上述无机盐随尿液排出的量也增多,因此,应及时予以补充。可多吃些含钙、铁、钠、钾等丰富的食物,如虾米、虾皮、芝麻酱、猪肝、香蕉等。如有钠低者,做菜时,口味稍偏咸,即可补充。

冬季"食补",应供给富含蛋白质、维生素和易于消化的食物。可选食:粳米、籼米、玉米、小麦、黄豆、豌豆等谷豆类;韭菜、香菜、大蒜、萝卜、黄花菜等蔬菜;羊肉、狗肉、牛肉、鸡肉及鳝鱼、鲤鱼、鲢鱼、带鱼、虾等肉食;橘子、椰子、菠萝、荔枝、桂圆等水果。狗肉和羊肉是老人冬季滋补佳品。老年人每天晨起服人参酒或黄芪酒 1 小杯,可防风御寒活血。体质虚弱的老年人,冬季常食炖母鸡、精肉、蹄筋,常饮牛奶、豆浆等,可增强体质。将牛肉切小块,加黄酒、葱、姜,用沙锅炖烂,食肉喝汤,有益气止渴、强筋壮骨、滋养脾胃功效。阳气不足的老人,可将羊肉与萝卜同煮,然后去掉萝卜(即用以除去羊肉的膻腥味),加肉苁蓉15克,巴戟天15克,枸杞子15克同煮,食羊肉饮汤,有兴阳温运之功效。

第三章　一日三餐的吃法

——每天都精力十足

进餐好习惯:吃饭的最佳顺序

每日饮食离不开饭、菜、汤和水果,可按什么顺序吃这些食物才合理,许多人并不清楚。

实践证明,有序进食才能保证饮食中的营养被人体充分吸收,那么,究竟按怎样的顺序进食更有合理性和科学性呢?

喝汤(水):餐前? 餐后?

首先我们来区分一下汤的种类。

(1)清汤:以瓜菜为主煮成的,如白菜汤、丝瓜汤、冬瓜汤等。材料可以选用时令蔬菜、冬瓜、丝瓜、黄瓜、冬菇、豆腐等,饮用这类汤一般无禁忌。(2)浓缩汤:以骨头和去皮肉为主,长时间炖出的浓汤,或以猪骨、鸡脚、连皮家禽、肥肉类煮成的饱和脂肪含量高的肥腻汤。这类汤由于含有大量嘌呤,痛风病人不宜喝。同时,这类汤对胃肠道有一定刺激,故胃肠功能虚弱者、老年人、儿童、孕产妇等均不宜饮用。(3)其他汤:凡是加有果实类(如木瓜、苹果、蜜枣、红枣、莲子)、药材类(如党参、当归)、根茎类或干豆类的汤水,入口甜味或粉质感重的,喝得太多会使血糖升高,因此只宜少量饮用。

正确的方法是饭前喝汤,而饭后喝汤或饭中喝汤(如开水泡饭)都不利于健康。

俗语说:"饭前喝汤,胜似药方。"餐前饮用少量的汤,可以补充体内的水分,润滑并保护口腔、食道、肠胃,有利于溶解食物,促进对食物的消化与吸收。如果饭前不喝汤,吃饭时也不进汤水,吃饭时粗糙食物对胃的刺激大,极易伤胃,造成胃病。而饭后因胃液的大量分泌使体液丧失过多而产生口渴的感觉,这时才喝汤,反而会冲淡胃液,影响食物的吸收和消化。吃饭时,有人习惯将干饭或硬馍泡汤吃。由于汤泡饭饱含水分,松软易吞,人们往往懒于咀嚼,把食物快速吞咽下去,这就给胃的消化增加了负担。日子一久,就容易导致胃病的发作。

需要注意的一点是,若餐前喝过多的汤,会稀释消化液,影响胃对食物的消化吸收。此外,胃的容量是固定的,大量的汤会占具胃部,以致减少正餐的摄入量,降低摄入食物的丰富性和全面性。因此,清淡的汤可以在饭前适量饮用一碗。

水果:餐前？餐后？两餐之间？

餐前进食水果,可使正餐的进食量减小,从而影响蛋白质、淀粉、脂肪等摄入;饭后马上吃水果也不科学,久而久之会导致消化功能紊乱。这是因为,当人吃了熟食后进食水果,会使体内的白细胞显著增多,犹如对付病菌入侵一样处于“紧急战备”状态,这种有害习惯长期下去,会使机体免疫系统功能受到干扰和破坏。同时,消化慢的淀粉、蛋白质会阻塞消化快的水果,所有的食物一起搅和在胃里,水果在体内亦会产生发酵反应甚至腐败,出现胀气、便秘等症状,给消化道带来不良影响。

此外,含鞣酸成分多的水果,如柿子、石榴、柠檬、葡萄、酸柚、杨梅等,不宜与鱿鱼、龙虾、藻类等富含蛋白质及矿物质的海产品同吃。同吃后水果中的鞣酸不仅会降低海产品蛋白质的营养价值,还容易和海产品中的钙、铁结合成一种不易消化的物质,这种物质能刺激胃肠,引起恶心、呕吐、腹痛等。所以营养专家建议,食用了这些海味后,应间隔2~3小时后再享用水果。

因此,我们推荐水果的最佳进食时间是两餐之间。一般可以在每天上午9~10点,下午3~4点或是睡觉前2小时进食。正常人每日进食1~3次水果均可。糖尿病患者在血糖稳定的前提下,每日可在两餐间摄取一次低糖型或中等量糖的水果,如西瓜、猕猴桃、苹果、梨等。

吃饭有最佳姿势

通常，我们吃饭的时候习惯坐着进食，也有人习惯蹲着或者站着吃饭，但是哪种吃饭方式比较科学合理呢？最近有医学家指出：站立吃饭最科学，坐式次之，下蹲式最次。

这是因为：吃饭时胃肠道需要大量的血液，以帮助消化吸收。蹲着吃饭，下肢的血液不能很快回流，必然影响食物的消化吸收，易引起消化道溃疡。而且，蹲着吃饭使腹部受到挤压，吃进的食物在胃里停留时间延长，影响肠胃蠕动和胃液的分泌，使身体健康受到影响。而站式有利于食物消化、胃部血液的供应及消化腺体的分泌。

还有一种不利健康的饮食方式是：边走边吃。从卫生的角度看，大街上车水马龙，车来人往，尘土飞扬，这时食物很容易被微生物、烟尘污染。吃了被污染的食物，当然对人体健康是不利的。

从人体消化系统的角度来看，消化系统是受神经系统支配的，如果边走边吃，人的神经系统的活动就不能集中，一方面要注意过往的行人，另一方面还要指挥消化系统的活动。这样一来，胃肠的蠕动、消化液的分泌都会减弱或减少，吃进去的食物不能很好地消化，长期下去，就会损害胃肠道的功能，易患胃病。

健康的一天从早餐开始

早餐对人体健康非常重要，丰盛营养的早餐可使人精力充沛，提高学习、工作效率提高。营养学家指出，在一日三餐中，早餐是最重要的一餐，每天坚持用早餐，是延年益寿的秘诀之一。

早餐是全天能量和营养的重要来源，一顿营养均衡的早餐可以恢复体内的葡萄糖含量，极大地提高人们的学习和思考能力。但遗憾的是很多人由于营养知识的缺乏，对早餐不够重视，常常是随便凑合一下或者干脆不吃。这样做无疑对身体健康和精神状态极为不利。

人经过一夜睡眠后，体内储存的葡萄糖已被消耗殆尽，这时急需补充能量与营养，而早餐有助于及时补给这些身体急需的能量，使身体的各种生理活动处于良好的运动状态。早餐能为人的思维活动及时补充能量，使人的大脑快速反应。

此外，早上睡醒后，尿、皮肤、呼吸消耗了人体中的大量水分，体内处于一种生理性缺水状态。进食早餐，既能改善生理性缺水，又能改善器官功能，而且对维持体能、提高学习和工作效率也有很大的帮助。因此在生活方式上应把早餐放到重要位置，不仅要吃，而且要保证吃一顿高质量的早餐。

出于保健考虑，我们的一日三餐应该这样设计：早餐像国王，中餐像王子，晚餐像贫民。这是因为，上午半天活动消耗大，肠胃吸收能力强，早餐、午餐要尽可能丰盛一些，而晚餐保证身体所需就可以了。

不吃早餐的七大危害

人们不吃早餐的原因有很多，如上班族为了赶时间，没有空吃或没早餐可吃；或者刚起床，没胃口；或者没有吃早餐的习惯……其实，吃早餐和运动一样，可能是一种习惯，可能是一种观念，也可能是一种整体生活形态的展现,但是,不吃早餐会对身体造成极大的危害。

1. 不吃早餐易造成精神不振

人体所需要的能量主要来自糖,其次靠脂肪的分解氧化。早餐是大脑活动的能量之源,如果没有进食早餐,体内无法供应足够血糖以供消耗。早饭与头一天晚饭间隔时间多在10个小时以上,胃处于空虚状态,不吃早餐会使人体血糖不断下降,造成倦怠、疲劳、脑力无法集中、思维混乱、反应迟钝、精神不振。

特别是老年人和有血糖波动的人,如果不吃早餐,会导致整个上午身体所需能量不足,提高低血糖反应发生的风险。而低血糖最大的危害是造成脑细胞缺少能量甚至死亡。

2. 不吃早餐易致身体发胖

不吃早餐的人,在午餐或晚餐时必然会吃下过多的食物,极易造成脂肪堆积并发胖。据说,日本人训练相扑选手的方法就是控制早餐和剧烈运动,到了午饭时间后使其在空腹状态下摄取大量的食物,然后午睡,这样一来,很容易使选手的体形肥胖起来。

不吃早餐会使血液中的糖分降低,低血糖会促进生长激素的分泌;在午餐和晚餐摄取大量的食物,会使得生长激素的分泌更旺盛,组织脂肪就会不断增加。如果持续这种生活方式,脂肪也会持续地蓄积,造成肥胖。

3. 不吃早餐老得快

如果不吃早餐,人体平衡膳食的需要就得不到满足,而早上需要的能量便只能以消耗体内的糖元和蛋白质来补充,久而久之会导致皮肤干燥、起皱和贫血等,并使人体加速衰老。国外有研究证明,80~90岁老年人长寿的共同点之一是:每天吃一顿丰盛的早餐。

4. 不吃早餐易患结石病

有科学家曾对长期不吃早餐的人群进行过详细研究，结果发现，这类人群患结石、中风及心肌梗塞等病症的几率要比正常进食早餐的人群高出许多，尤其是结石病。其中最大的原因是，前者夜间丧失的水分和营养素早上没有得到及时补充，长此以往，人体内血黏度增加，引发结石病。

5. 不吃早餐易患胃部疾病

在睡眠中，胃仍在分泌少量胃酸，如果不吃早餐，胃酸没有食品去中和，就会刺激胃黏膜，导致胃部不适，久而久之则可能引起胃炎、胃溃疡。不吃早餐使胃无原料碾磨却依旧运转，长此以往，胃将不胜重负。营养专家指出：吃好早饭胜于服用消化药。

6. 不吃早餐不利于夜间体内产生的废物排出

在三餐定时的情况下，人体内会自然产生胃结肠反射现象，简单说就是促进排便；若长期不吃早餐，可能造成胃结肠反射作用失调，产生便秘，甚至可能导致更严重的病变。

7. 不吃早餐影响身体发育

不吃早餐会影响身体机能的正常发育，尤其是对于青少年。专家对9~11岁的健康儿童进行测试，发现吃早餐的儿童反应能力和记忆力较好，应答错误率较低，数学成绩也好于不吃早餐的儿童。营养专家认为，儿童青少年时期是生长发育的重要阶段，也是个人行为习惯、生活方式形成的关键时期。良好的饮食行为对其身体、智力发育和健康起着极重要的作用。

谷物早餐营养更好

目前,人们在膳食中对谷物类食物的消费明显下降,特别是在早餐的选择上,导致了营养不均衡。其实,谷物早餐可作为理想营养早餐的选择。

据中国疾病预防控制中心的数据显示,中国城市儿童中的“肥胖儿”正以每年7.8%的速度增加。来自世界卫生组织的数据则显示,生活方式疾病已成为威胁人类健康的头号杀手,导致了全球各种致命性慢性疾病的发病率大幅度上升。专家指出,这些都是由于营养不均衡造成的新的疾病模式,因此有专家建议多食用谷类食物,以保证营养均衡。

然而,现代人普遍偏好大鱼大肉,使得体内“荤营养”过多,而身体必需的“素营养”却吸收太少,导致营养失衡,出现肥胖病、脂肪肝、心脑血管疾病和糖尿病等。

营养学专家认为,要改变这种状况,必须建立营养均衡理念,回归谷物“素营养”。

“素营养”,指那些由植物的根、茎、叶、花、果实、种子及真菌类的子实体(如蘑菇、香菇等)提供给人类的赖以维持生命的养分。它包括碳水化合物、膳食纤维、不饱和脂肪酸、植物蛋白、维生素和矿物质等6大营养素,具有鱼肉蛋奶等“荤营养”不可比拟的优势。

谷物千百年来就是中国人最主要的传统食物,当高膳食纤维的谷物食品逐渐普及并成为欧美发达国家的主流早餐食品时,它却离我们的早餐越来越远。

谷物中含有丰富的B族维生素、膳食纤维、植物蛋白和镁、钾、磷、铁等微量元素，当谷物只被粗加工时，大部分的纤维素会被保留下来。在中国营养学会提供的居民膳食结构塔中，谷物位于最底层，人类有60%～70%的能量和60%的蛋白质来自于谷物，成人每人每天需摄入谷物300～500克。

科学研究发现，一些谷物具有防癌功能，而另一些谷物如燕麦、大麦等则能降低血液中的胆固醇含量。因此，食用完全由谷物制成的食品，对心血管疾病和糖尿病可起到预防作用。

在合理的早餐营养结构中，蛋白质、脂肪和碳水化合物的比例要适当，才有利于机体的吸收利用。任何一种食物所含的天然成分都不可能完全满足人体需要，尽管谷类食物营养价值高，但还需通过合理搭配才能达到营养均衡。

那么，到底早餐应该怎样搭配才合理呢？那就是要注意食物的多样化搭配。最有营养的早餐搭配应该是谷类、奶类、蛋类、水果类皆有。对于年轻人来说，要保证营养充足，谷类加奶类的搭配营养就足够了；对于上了年纪的人来说，应该在这个基础上再适量搭配一种水果；如果是小孩子的话，还要加上一个鸡蛋。

午餐：补充营养的好时机

上班族的午餐不是吃盒饭就是吃食堂，现在的盒饭在营养搭配上还是比较讲究的，食堂的伙食一般也不错，可是我们的营养是怎么逃走的呢？原来有很多人吃的量不够：大多数人是吃腻了、吃烦了，总是觉得不好吃，不是太淡就是不合口味。

除此之外，自己的情绪也能影响食欲，上午工作太累或者是下午还有更累的工作在等着，都有可能影响食欲。

这种情况怎么办呢？我们需要给自己准备一点适合自己口味的小咸菜、辣椒酱等可以刺激食欲的菜伴侣，它们可以为满足午餐营养的摄入量起到帮助作用。如果你实在不爱吃盒饭或食堂，也可以几个人凑在一起，点几个爱吃的菜让饭店送餐，不过点菜时要注意荤素搭配。

午餐是一天中十分重要的一顿饭，不但要吃饱，更要吃好！最好多吃一些含有微量营养素的食物，像谷类、动物肝脏、豆制品、新鲜水果、蔬菜等。当然，餐后同样也别忘了给自己准备一个水果。

午餐时，蛋、肉、豆、菜等要搭配好，科学合理的搭配能给人提供足够的热量，从而保证人体正常的工作和学习。午餐热量分配以占全天总热量的35% ~40%为宜。

午餐是三餐中补充营养最好的时候，尤其要强调蛋白质的补充。在营养摄取的分配上，必须注意自己需消耗多少体力。

午餐前半小时，最好能喝一杯生蔬菜汁或是吃些水果。若是体力劳动者，午餐时主食类需加强。五谷米饭是最好的主食，但若能将豆类加入，则营养更完整，它是一种最佳的复方性营养，绝非单方营养的白米饭所能比拟，但在吃五谷米饭前，应该有一盘生菜为主的沙拉。其中各式芽菜、生坚果都是很好的选择。吃芽菜时的蘸酱尽可能自己调配，可用一些天然调料、天然香料等做成天然沙拉酱。

脑力劳动者在选择午餐时，可选一些清淡的茎类蔬菜、豆腐、海产植物作为午餐的搭配。

晚餐应该吃什么

科学家研究发现，虽然摄取白糖的数量相同，但若摄取的时间不同，则会产生不同的结果。这是因为肝脏、脂肪组织与肌肉等的白糖代谢活性在一天24小时不同的阶段中，会有不同的改变。

原则上，物质代谢的活性，随着阳光强弱的变化而改变，身体方面则受休息或活动状态的强烈影响。白糖经消化分解为果糖与葡萄糖，被肌体吸收后分别转变成能量与脂肪。

由于运动能抑制胰岛素分泌，对白糖转换成脂肪也有抑制作用，所以摄取白糖后立即运动，就可抑制血液中中性脂肪浓度升高；而摄取白糖后立刻休息，结果则相反，久而久之会令身体发胖。因此，人们在晚餐中，应尽量避免高糖、高脂肪类食物，不吃或少吃水果、甜点、油炸食物。

不少人有晚餐喝酒的习惯，这种习惯并不利于健康，过多的酒精在夜间会阻碍新陈代谢，因酒精的刺激，胃得不到休息，导致睡眠不好。

晚餐应选择含纤维和碳水化合物多的食物，应有两种以上的蔬菜，如凉拌菠菜，既增加维生素又可以提供纤维。面食可适量减少，适当吃些粗粮，同时可以少量吃一些鱼类。

需要补钙的人，可以利用晚餐这一大好时机。补钙不宜集中在一个时间段，人们一般选择在早晨喝牛奶、豆奶等富含钙食品，所以，服用钙的时间不必再选择早晨。另外，人体在晚间12点以后至凌晨这段时间内血钙最低。这时一些敏感人群，如孕产妇、老年人就会出现夜间腿部抽筋现象。因此，钙剂选择在晚餐后服用，吸收效果最佳。

需要特别注意的是，普通人在进食晚餐的时候不要食用含钙高的食物或钙剂，以免引发尿道结石。

晚餐营养别过剩

在日常生活中，有些家庭形成了早餐和中餐马马虎虎、晚餐丰盛的“生活习惯”。这是不科学、不可取的。

晚餐很丰盛，鸡、鸭、鱼、肉、蛋都摆满餐桌，吃下这些食物容易造成肥胖。由于晚餐后活动量一般不大，摄入的高蛋白、高脂肪、高能量食物就会以脂肪的形式堆积起来，久而久之，人便容易肥胖。

美国一些大企业一般不录用胖人做管理工作，理由就是这种人连自己都管理不好，怎么能管好别人？减肥之所以成为时尚，不仅是健美的需要，在某种程度上也是出于职业竞争的需要。

同时，丰盛的晚餐是一些疾病的诱发因素。晚餐中存在的问题严重损害人们的身心健康，长此以往，甚至会发生令人痛心的悲剧。据调查资料显示，危害中老年人健康的心绞痛、心肌梗塞、糖尿病，与长期进食丰盛的晚餐有十分密切的关系。

晚餐饱吃一顿，由于大量脂肪、碳水化合物的摄入，半夜以后，血液中的脂肪和胆固醇就会剧增，脂肪源源不断运向肝脏，导致脂肪肝。同时，血液中胆固醇就会淤积在血管壁上，引起动脉硬化，造成冠心病。

还有，热量集中在晚餐摄入会降低肠胃对糖的处理能力，致使胰岛负担加重，使功能提前衰退，进而产生糖尿病。我国一些大城市中，40 岁后糖尿病患病率急骤上升，据调查这与晚餐过于丰盛的生活方式有关。而糖尿病和血管病变互为因果,从而形成恶性循环。

晚餐过于丰盛还有诱发肠癌的危险。夜晚人的活动减少,过多摄入的蛋白质不能完全消化,高蛋白食物在肠道内受到厌氧菌的作用,胺、酚、氮、甲基吲哚等有害物质可直接刺激肠壁,还可进入血液,损害心、肝、肾、脑等人体重要器官。

胆汁酸在肠道细菌的作用下,还会生成脱氧胆酸等致癌物质,因此,丰盛的晚餐还是恶性肿瘤,尤其是结肠癌的重要诱发因素。

晚餐一定要偏素

晚餐经常吃荤食的人比经常吃素食的人,血液中的血脂含量要高3~4倍。而患高血脂、高血压的人,如果晚餐经常吃荤,就会加重病情。

生活中,由于大多数家庭晚餐准备时间充裕,大鱼大肉的食物因而也较为丰富,其实这些食物对健康极为不利。因为晚餐后的活动量明显减少,再加上进食时间较晚,如果摄入过多的热量,易引起肌体胆固醇增高,而过多的胆固醇会堆积在血管壁上,时间久了就会诱发动脉硬化和冠心病。

因此,晚餐一定要偏素,以富含碳水化合物的食物为主,尤其应多摄入一些新鲜蔬菜,尽量减少过多的蛋白质、脂肪类食物的摄入。而且,晚餐偏素可以防结石。晚餐时若吃大量的肉、蛋、奶等高蛋白食品,会使尿中钙量增加,一方面降低了体内的钙贮存,诱发儿童佝偻病、青少年近视和中老年骨质疏松症,另一方面尿中钙浓度高,罹患尿路结石病的可能性就会大大提高。

晚餐吃素还可以防癌。如果晚餐时摄入蛋白质过多，人体吸收不了就会滞留于肠道中，会变质，产生氨、吲哚、硫化氢等毒质，刺激肠壁诱发癌症。

一些晚间失眠的人，也适宜吃素。因为素食中的碳水化合物可在人体内生成更多的血清素，发挥镇静安神作用，对治疗失眠尤为有益。

晚饭少一口，活到九十九

与早餐、中餐相比，晚餐宜少吃。人体中，一个健康的胃大约只有拳头大小，当我们不顾忌胃的承受能力而吃下太多的食物，就会把胃拉扯得过大，因此让消化过程受到很大的阻碍。就像炉子加了太多煤炭，没有留些空气助燃，反而会阻碍燃烧。更重要的是，食物中过多的热量会制造多余的脂肪，这会让我们的心脏和关节都承受过多的负担。

此外，晚间无其他活动，如果进食时间较晚，进食后又很快就上床睡觉，被食物充盈的胃肠会压迫肝、胰、胆等消化器官，极易发生胰腺炎、胆囊炎，有的人甚至在睡梦中突然发生休克与猝死。

因此，“早饭吃好，中饭吃饱，晚饭吃少”是很有科学道理的。

首先，晚餐少吃睡得香。晚餐千万不能吃饱，更不能过撑。晚餐过饱易有恶梦。饱胀的胃可使胃、肝、胆、胰紧张活动，使相应的大脑细胞处于兴奋状态，而且可扩散至大脑皮质的其他部分，于是恶梦不断，睡眠质量下降。有专家建议，长期失眠、多梦的患者，不妨在晚餐上找找原因，少而精的晚餐，或许可以解除失眠、多梦的痛苦。

其次，晚餐吃得少有利于减肥。试验表明，每天早上一次摄入 8374

焦耳热量的食物,对体重影响不大,而晚上摄入同样的食物,体重就会明显增加。原因是夜晚人体迷走神经兴奋性高于白天,迷走神经兴奋可促使胰岛素大量分泌,多余的热量在胰岛素的作用下大量合成脂肪,从而使人发胖。

晚餐少吃还可减少动脉硬化和心脑血管疾病的发生。道理很简单,入睡后血流减慢,大量血脂容易沉积在血管壁,致使动脉硬化;又会刺激肝脏生成低密度和极低密度脂蛋白,而这两种脂蛋白可促使胆固醇堆积于动脉壁。久而久之就会诱发动脉硬化和心脑血管疾病。此外,晚餐少吃还有助于防癌、防瘤、防夜间猝死等。

凡此种种足以说明,什么时候吃、应吃多少比吃什么更为重要。民间称“晚饭少一口,活到九十九”,这话是很有道理的。晚餐具体吃多少要依每个人的身体状况和个人的需要而定,以自我感觉不饿为度。最佳状态是自己觉得肚子只满了一半,这就是养生的秘诀。

脑力劳动者晚餐不宜少吃

“早餐吃得好,中餐吃得饱,晚餐吃得少”,被许多人当做健身的守则。然而这“晚餐吃得少”,应依据具体情况而定,不可一概而论。实际上,“晚餐吃得少”是以早睡为前提的,因为人在入睡后,大脑皮层处于抑制状态,机体生理活动降低,胃肠蠕动减弱。若晚餐吃得过饱,不仅加重消化系统负担,人体胃肠道容易因“操劳过度”而生病,而且还会影响睡眠。

然而对从事脑力劳动的人来说,他们晚饭后大多有“开夜车”的习惯，有的甚至晚饭后还要工作、学习到凌晨，不但晚餐不能“吃得少”，反而要适当加点夜宵。否则到临睡时饥肠辘辘会影响入睡，甚至会从睡眠中饿醒，这会造成某些慢性胃肠疾病的发生。晚餐对于体质瘦弱的脑力劳动者更为重要，应该把晚餐做为他们补充营养的好机会。据营养学家研究，提高晚餐质量，可以有效地改善人体的营养状况，这与晚餐摄入的营养物质更利于人体吸收有关。当然，脑力劳动者的晚餐摄入量也要因人而异，对于已明显超重或肥胖的人，晚餐适当吃少些，占全天总热量的30%左右即可。脂肪类食物少吃些，多吃些蔬菜和豆制品。

总之，晚饭后还要花较长时间工作或学习的人，一定要吃好晚餐。晚餐食谱以富含维生素C和粗纤维的食物为佳。这类食物既能帮助消化，防治便秘，又能供给人体需要的微量元素，防止动脉硬化，改善血液循环，有利健康。

第四章　补充生命之源

——喝并不仅仅为了解渴

从中医的"津液"出发

什么是"津液"？人体内的正常液体，可以细分为两种，其中既轻又稀薄的称之为"津"，有黏性的则称之为"液"。前者功能是给予身体组织、器官滋养，并经常补给血液中的水分，使血液维持适当的浓度；后者功能则在于弥补前者的不足，同时补充骨髓液、关节润滑液、维持皮肤湿润等体液。

因此，有一种说法是"津"属阳、"液"属阴。"阳"就是表现、活动、发展，"阴"则为潜藏、统一、调节，只有二者互相利用或转化，合而为一环绕全身，滋润五脏六腑，身体机能才可以正常运作，故一般中医认为不必特别区别这两者，而干脆总称之为"津液"。

简单来说，"津液"其实就是体内所含各式各样作用的综合性的"水"，它包含了西医所谓的血液、细胞内液、唾液、组织液、胃液、消化液等。因此，中医的"津液"与西医的"体液"观点在某些方面来说是共通的。

中医认为，津液是由五脏中的脾、肺、肾，以及六腑中的"三焦"所主控。五脏代表五种内部充实的脏器——肝、心、脾、肺、肾，它们储存生命的精华、气血和体液，依西医来看，它们是维持人体能量制造与新陈代谢的主要器官；六腑则是代表六种中空的器官——胆、小肠、胃、大肠、膀胱和三焦，它们在原料和废物的运输上扮演着重要角色。

中医所说的"脾"，不是指腹腔中的脾脏，而是人体消化吸收再转化的功能，它象征胰液中多种消化酶作用、胰岛素与血糖转换等关系，因此，中医的脾有消化吸收、造血、调节水分、平衡电解质等功能。

至于“肺”，则象征着体表温度、基础代谢与上呼吸道的关系，其功能在于调整呼吸器官及皮肤的机能。当我们的身体出现了感冒症状，例如鼻塞、流鼻水等，中医就认为是肺受了风寒侵犯，而使机能受损。

“肾”是中医最为重视的一环，一来它是体内支配水的系统中心（肾脏疾病经常会引起体内电解质的紊乱，导致水分失衡）；二来它是制造及储存内脏全部精气的重要部位。通常女性在十四岁、男性在十六岁左右，肾精（可说是人体的能源，从西医来说就是激素）就会充盈，同时促进性机能的卵子或精子加以制造，所以男性一旦肾精亏虚，就会造成阳痿、早泄等现象。

至于“三焦”——上焦、中焦和下焦，是较为抽象且功能性的观念，因为在人体生理解剖上并没有这个器官的存在。所谓“上焦”，是指人体横膈膜以上的心、肺功能，以及循环和呼吸的功能；“中焦”则位于横膈膜与肚脐之间，涵盖了脾、胃、肝的消化和吸收功能；“下焦”则是肚脐以下，包括肾、膀胱、大肠等统合排泄的功能。简单来说，三焦象征了人体呼吸、消化和排泄三种功能的协调作用，如果三者不能同心协力，身体就会出毛病。

借由脾、肺、肾及三焦等脏腑器的调节，我们喝进肚里的水分化为所谓的“津液”滋润全身，再经由新陈代谢，将用毕的津液转变成汗水和尿液排出体外，由此可知，中医是以整体性的观点来看待体内的水分。

“津液”是身体健康的指标。

一旦津液不足或失衡，气血运行往往产生障碍，这时身体便会出现各式各样的信号，例如皮肤干燥、皱纹增加、嘴唇干燥并产生裂痕，甚至连嘴巴、喉咙、鼻子都很干燥，以及视力模糊、便秘、尿量少等症状；此外，倘若肺经的气血不顺，肺液不能借由呼吸和排汗方式，顺利将含有废物的水分排出体外，而使水分滞留于体内，就会形成浮肿。

观察这些基于水分调节所发出的讯号，对于检查自身健康状况有很大帮助,因此津液可说是身体健康的指标。如果身体哪一类水分调节有异常现象,就可能是相关脏器出了问题。这种检查体内津液的作法,能在罹患严重疾病之前就先发现身体异常,并检查出全身相当多的疾病;更重要的是,任何人都可以进行简单的检查,了解全身状态,借此寻找真正的"治本"方法。

在正确的时间喝正确的水

水对人体有着非常重要的作用。那么,到底该如何饮水才是正确的呢?

夏天,很多人喜欢喝冰水,感觉解渴爽口,殊不知,这么做会对身体造成一定的损害。一方面,摄入冷饮会使胃肠黏膜突然遇冷而使原来开放的毛细血管收缩,使平滑肌痉挛,可以引起胃肠不适或绞痛甚至腹泻。相反,还有人喜欢喝滚烫的水,过烫的饮食进入食道,会破坏食道黏膜和刺激黏膜增生,诱发食道癌,这已是医学界的定论。

因此,饮用水的温度不能太热也不能太冷。最适宜的温度是10℃ ~30℃。

口渴的时候,不少人习惯"咕噜咕噜"豪饮一番,殊不知,这种饮水的方法对健康并无好处。水要一口一口喝,少量、多次、慢饮是基本准则。

大口喝水可能引起的后果有三:其一,一次性快速大量喝水,会迅速稀释血液,加大心脏的负担。运动过后,这种情况更加严重。其二,天热大量出汗时,暴饮会反射性地加大出汗量,进一步增加钠、钾等电解质的损失,因而人们往往产生越喝越渴的感觉。其三,喝得太快太急,会把大量空气一起吞咽,容易引起打嗝或是腹胀。

合理的喝水方法应该是,把一口水含在嘴里,分几次徐徐往下咽,这样才能充分滋润口腔和喉咙,有效缓解口渴的感觉。

1. 喝水切忌渴了再喝

应在两顿饭之间适量饮水,最好隔一个小时喝一杯。人们还可以根据自己尿液颜色来判断是否需要喝水,一般来说,人的尿液为淡黄色,如果颜色太浅,则可能是水喝得过多,如果颜色偏深,则表示需要多补充一些水了。另外,人经过一个晚上的睡眠,人体流失的水分约有450毫升,早上起来需要及时补充,因此早上起床后空腹喝水有益血液循环,也能促使大脑清醒,使这一天的思维清晰敏捷。

2. 要多喝开水,不要喝生水

煮开并沸腾3分钟的开水,可以使水中的氯气及一些有害物质被蒸发掉,同时又能保持水中对人体必须的营养物质。喝生水的害处很多,因为自来水中的氯可以和没烧开的水中的残留有机物质相互作用,导致患膀胱癌、直肠癌的机会增加。

3. 要喝新鲜开水

新鲜开水,不但无菌,还含有人体所需的十几种矿物质。但如果开水存留时间过长或者饮用自动热水器中隔夜重煮的水,不仅没有了各种矿物质,而且还有可能含有某些有害物质,如亚硝酸盐等,而由此引起的亚硝酸盐中毒并不鲜见。

4. 喝水的多少要因人而异

对于人体而言,水在身体内不但是运送各种营养物质的载体,而且还直接参与人体的新陈代谢，因此保证充足的摄水量对人体生理功能的正常运转至关重要。通常，我们每个人需要喝多少水会根据活动量、环境，甚至天气而有所改变。正常人喝太多水对健康不会有太大影响，只是可能造成排尿量增多。但是对于某些特殊人群，喝水量的多少就必须特别注意，比如水肿患者、心脏功能衰竭患者、肾功能衰竭患者都不宜喝水过多，因为喝水太多会加重心脏和肾脏负担，导致病情加剧，这些人该喝多少水，应听医师的建议。而对于中暑、膀胱炎、便秘和皮肤干燥等疾病患者，多喝水则可对缓解病情起到一定效果。此外，人在感冒发烧时也应多喝水，因为体温上升会使水分流失，多喝水能促使身体散热，帮助患者恢复健康。而怀孕期的妇女和运动量比较大的人水分消耗得多，也应多喝水。

5. 掌握正确的喝水时间

一天当中饮水的 4 个最佳时间：

第一次：早晨刚起床，此时正是血液缺水时。

第二次：上午 8 时至 10 时左右，可补充工作时间流汗失去的水分。

第三次：下午 3 时左右，正是喝水的时刻。

第四次：睡前。睡觉时血液的浓度会增高，如睡前适量饮水会冲淡积压液，扩张血管，对身体有好处。

有的人应多喝水，有的则要少喝水

水是生命之源，人体一切的生命活动都离不开水。但是，很多人对喝水的理解仅仅限于解渴。其实喝水也是一门学问,正确地喝水对维护人的健康非常重要。

对于人体而言,水在身体内不但是运送各种营养物质的载体,而且还直接参与人体的新陈代谢,因此保证充足的水分对人体生理功能的正常运转至关重要。那么我们每天究竟该喝多少水呢?

人体对水的需要量主要受年龄、身体活动、环境温度等因素的影响,故其变化很大。根据成人消耗能量需要的水量,一般情况下,建议在温和气候条件下生活的轻体力劳动的成年人,每日最少饮水 1200 毫升(约 6 杯)。饮水应少量多次,切莫等感到口渴时再喝水。

在高温环境下劳动或运动,大量出汗是机体丢失水和电解质的主要原因。对活动量大的人来说,出汗量是失水量中变化最大的。根据个人的体力负荷和热应激状态,他们每日的水需要量可从 2 升到 16 升不等。因此,身体活动水平较高和暴露于特殊环境下的人,在适量补充水分的同时需要考虑补充淡盐水。

白开水是最好的饮料

如今市场上各种纯净水、矿泉水和饮料五花八门,广告宣传更是诱人,那么人们究竟该选择什么来喝呢?从健康的角度来看,白开水是最好的饮料,它不含卡路里,不用消化就能为人体直接吸收利用,一般建议喝 30℃以下的温开水最好,这样不会过于刺激胃肠道的蠕动,不易造成血管收缩。

含糖饮料会减慢肠胃道吸收水分的速度,长期大量喝饮料,对人体的新陈代谢会产生不良影响。像橙汁、可乐等含糖饮料口感虽好，但不宜多喝，每天摄入量应控制在一杯左右，最多不要超过 200 毫升，而对于糖尿病人和比较肥胖的人来说，则最好不要喝饮料。

水要烧沸 3 分钟才能饮用，因为常喝没有彻底烧开的水容易得癌症。城市人喝的都是自来水，江湖河水在送入自来水厂后，要经过氯化处理，以清除微生物等杂质。但同时，氯与水中残留的有机物相互作用，会形成卤代烃、氯仿等有毒的致癌化合物。研究证明，卤代烃、氯仿含量与水温变化及沸腾持续时间长短密切相关。水温达到 90℃时，卤代烃含量由原来的每升 53 微克上升到 191 微克，氯仿由每升 43.8 微克上升到 177 微克，均超过国家标准 2 倍。当水温升到 100℃，卤代烃和氯仿的含量分别下降到 110 微克和 99 微克，仍超过国家标准。如果继续沸腾，持续 3 分钟后，卤代烃和氯仿含量分别降至 9.2 微克和 8.3 微克，此时才成为安全的饮用水。

当然，开水也不是烧得越久越好，因为烧得时间越久，水中无挥发性的有害物质和亚硝酸盐，会因为水的蒸发而浓缩，含量相对增高，喝了这样的水，同样对身体有害。

过夜的开水最好别喝

不少人家里都有个盛水的凉瓶，里面的凉白开水可以随时喝。但是，这种方便可能带来健康隐患。如果当天没有喝完，一定要倒掉。这是因为，久置的开水中含氮的有机物会不断被分解成亚硝酸盐，同时，难免有微生物的介入会加速含氮有机物的分解。亚硝酸盐具有很强的与体内血红蛋白结合的能力，会妨碍血液正常的运氧功能。所以，开水最好当天喝完。

此外，现在很多家庭习惯饮用桶装水，看似密封良好的桶装水也应在三四天内喝完。因为，桶装水打开时间久了，细菌会顺着进水口溜进去，而且饮水机在出水时会形成负压，还不可避免地吸入部分空气，而空气中的细菌及微生物也会“乘虚而入”。如果不在短期内喝完，细菌就会超标，纯净水便不再纯净。

五种开水不能饮用

坚决杜绝开水重复利用、重复煮沸，重新煮沸的开水会造成水中亚硝酸含量的超标。众所周知，水中的亚硝酸过量或超标，可不同程度地引起人倦怠、乏力、嗜睡、昏迷、全身青紫、血压下降、腹痛、腹泻、呕吐，日久还能引发恶性疾病。防止开水污染的方法很简单：坚决杜绝开水的重复利用，重复煮沸。特别要注意，以下提到的开水不能饮用。

1. 在炉灶上烧了一整夜或很长时间，饮用时已经是不冷不热的开水；
2. 自动热水器中隔夜重煮的开水；
3. 经过多次反复煮沸的残留开水；
4. 装在保温瓶中非当天的开水；
5. 蒸过饭菜等食物剩下的开水。

开水最多可以放多久

大家都知道日常生活中多喝开水有益健康，可水怎么烧，开水怎么喝，还有不少讲究。

水烧开可把细菌杀死，除去有害物质，烧开水以沸腾 3 分钟左右为最佳。

有人为了节水，常把喝剩的开水重新加热，这是不好的习惯。因为反复烧，会造成水的老化，不但会使其中对人体有益的矿物质损失，还可能产生某些有害物质，如亚硝酸盐等。亚硝酸盐一旦大量进入人体，能使血液中的红细胞失去携带氧气的功能，致使组织缺氧，人们长期喝这种水会出现恶心、呕吐、头痛、指甲与嘴唇发紫、心慌等症状，严重的还能引起缺氧，甚至可能诱发癌症。

天然的养生好水：矿泉水

长久以来，矿泉水不但被当做长寿饮品，也广受餐饮界及茶艺界人士的重视，这是为什么呢?

首先，矿泉水是在地层深部循环形成的，是经过层层砂岩渗透出来的，等于过滤了好几次，因此水质柔软、没有杂质，喝起来清澈甘美；其次，它含有多种矿物质，可以弥补某些食物营养素的不足。大家可以根据身体状况及地区饮用水的差异，选择合适的矿泉水饮用，这样可以起到补充矿物质，特别是微量元素的作用。盛夏季节饮用矿泉水补充因出汗流失的矿物质，是有效手段；最后，矿泉水有它独特的风味，而且随各地而异，以它沏茶不但汤色明亮，还能充分展露茶的香味。

矿泉水的国家标准中规定的九项界限指标包括锂、锶、锌、硒、溴化物、碘化物、偏硅酸、游离二氧化碳和溶解性总固体。其中必须有一项(或一项以上)指标符合上述成分，方可称为天然矿泉水。“国标”还规定了某些元素和化学化合物，放射性物质的限量指标和卫生学指标，以保证饮用者的安全。根据矿泉水的水质成分，一般来说，在界线指标内，所含有益元素，对于偶尔饮用者起不到实质性的生理或药理效应。但如长期饮用矿泉水，对人体确有较明显的营养保健作用。以我国天然矿泉水含量达标较多的偏硅酸、锂、锶为例，这些元素具有与钙、镁相似的生物学作用，能促进骨骼和牙齿的生长发育，有利于骨骼钙化，防治骨质疏松；还能预防高血压，保护心脏，降低心脑血管的患病率和死亡率。因此，偏硅酸含量高低，是世界各国评价矿泉水质量最常用、最重要的界限指标之一。

矿泉水中的锂和溴能调节中枢神经系统活动，具有安定情绪和镇静作用。长期饮用矿泉水还能补充膳食中钙、镁、锌、硒、碘等营养素的不足，对于增强机体免疫功能，延缓衰老，预防肿瘤，防治高血压、痛风与风湿性疾病也有着良好作用。

蒸馏水不宜饮用

相对于含有许多物质成分的矿泉水，蒸馏水是完全不含任何物质的水。顾名思义，蒸馏水就是经蒸馏而得的水，而所谓“蒸馏”，即是使液体沸腾产生蒸气，再收集蒸气冷凝成液体，使液体纯化的一种技术。

由于被蒸发的水分无法载送水中的矿物质及细菌，因此经冷凝变回的纯净水可说是“绝对纯净”的水，这使得以“纯净水”姿态现身的蒸馏水，广受畏惧水污染的现代人欢迎。

尤其在许多水质状况极差的地区，或是水中化学物质含量高，或是水碱性过重，此时蒸馏水几乎是当地居民安全饮水不得不采取的选择。有些医生也表示，现代人往往由不正确的饮食中摄取过多毒素，倘若水质本身又未滤除毒素，致使过多毒素累积在体内无法代谢排出，身体状况就会变得相当差，因此医生建议某些罹患环境疾病的患者，适度饮用蒸馏水以净化身体。

另外，对于容易腹泻的婴儿来说，使用不含任何杂质的蒸馏水冲泡奶粉，也可以降低腹泻发生的概率。蒸馏水对许多病人亦是极佳选择，如高血压、肾脏病及心脏病患者必须适当控制钠盐的摄取，肾结石、膀胱结石患者也应该喝低钙盐的软水，此时，除了经严格过滤的逆渗透纯净水外，蒸馏水是相当适合的饮用水。

尽管蒸馏水有许多优点,但它还是有一些隐忧。因为水中某些矿物质及微量元素,如锌、镍、铜、钙、镁、铁、锰等,都是人体不可或缺的物质,倘若本身饮食摄取不当又非"纯净水"不喝,身体就很容易缺乏矿物质,如此时间一长,你的身体就会像缺乏某些必要螺丝钉的机器一样毛病百出,因此医生对于长期饮用蒸馏水多持保留看法。

此外,由于蒸馏水不含任何矿物质,是属于口感较佳的软水,因此作为沏茶与烹调食物之用也颇适合,不过比起矿泉水,蒸馏水没有自身风味,这也算是它一个小小的缺点。

但坦白说,偶尔饮一点蒸馏水没问题,每天只喝蒸馏水就等于放弃了从水中获得人体所需的微量元素的百分之五的来源。它不光是不能补充矿物质等营养物质,长期饮用还会导致细胞透析(简单的化学解释就是营养物质会从浓度高的地方流向浓度低的地方,从而进入纯净水而被带走),问题很严重!所以强烈推荐大家有条件的用直饮水,没条件的也要喝白开水。

神奇之水——离子水

人体以弱碱性较佳。因为一旦体质倾向于酸性,细胞作用就会变差,身体各个器官、组织机能也会减弱;新陈代谢趋缓,废物不容易排出;肾脏和肝脏的负担都会加重,从而导致慢性病形成。同时,有研究显示,酸性体质的人比较容易老化,也容易疲倦,对于压力的耐受度亦比较低,经常会感到焦虑不安、心神不宁,甚至会为睡眠不足所苦。

现代人体质偏向酸性,和饮食习惯有很大关系。在饮食习惯难以改变的情况下,饮用离子水机制造出来的碱性离子水,就成为现代人调整体质的替代方法。

离子水机的运作原理,一般是利用活性炭作为过滤层,过滤自来水,使之净化达标,再通过膈膜电解生成两种活性的水,即离子水。集中于阴极流出来的为碱性离子水(供饮用),集中于阳极流出来的为酸性离子水(供外用)。碱性离子水的 pH 大于 7.5,阳极区制得的弱酸性离子水,其 pH 小于 6.5。据研究,碱性离子水具有以下作用:1. 丰润作用:可以使物质软化。2. 溶解力强:具有溶解物质并加以引导的作用,可将废物排出,也能引出食物本身的味道。3. 导热良好:热的传导快速,可缩短沸腾所需时间。

碱性离子水保留一些对人体有益的元素,如钙、镁、钾、钠等,使其呈离子状态易于人体吸收,也在某种程度上过滤掉一些对人体有害的物质,如余氯、有机物、重金属及细菌、病毒。基于以上优点,故碱性离子水适合饮用,可用于冲泡茶叶及咖啡甚至烹调食物,也具有矿泉水的优点。酸性离子水的优点:①收敛作用:可以收敛肌肤。②洗净力强:具有漂白、靓丽功效。③除菌能力:具有抑制发霉和抑制杂菌繁殖等作用。④导热良好:与碱性离子水相同。故酸性离子水相当适合美容、沐浴、洗涤之用;由于杀菌力良好,它也可以作为漱口水,或是在受火、割伤时暂代冲洗液使用。此外,对于细菌容易滋生的砧板、餐具及衣物等,酸性离子水也有极佳的去污力。

碱性离子水与其他用水,如矿泉水、纯净等有很大的不同。但许多离子水机业者宣称其有治癌及对心脏病、高血压等疾病亦有作用,基本上是夸大宣传,因为目前仍提不出严谨的临床证据及医疗证明。离子水机也是属于医疗器械管理范围,其所宣传的功效必须得到临床验证,并且使用者只有在医生的指导下才能使用,并非人人都可随意购买、使用,否则不仅会给使用者身体健康带来隐患,还会造成病情延误或恶化。

小孩骨骼发育离不开奶类

钙是保证儿童骨骼正常发育必不可少的营养素，如缺乏或不足可导致骨骼发育不良，不仅长不到理想的遗传身高，还会增加成年后患骨质疏松症和骨折的危险。

每天喝奶不能停，否则促进生长作用将消失。

儿童正处在长身体、长知识的关键时期，此时骨骼生长发育十分迅速，让他们喝奶，则有助于其健康成长。调查结果发现，补充两年牛奶对儿童骨量的沉积、身高和体重增长产生的促进作用，在补充停止三年后基本消失。由此看来，应培养儿童从小养成每天喝奶的好习惯，方能保持奶及奶制品对身体的健康作用。因此，建议儿童在整个生长发育过程中都要保持适当的奶制品摄入，每天至少饮用 250 克左右鲜奶（或酸奶），以保证骨骼的健康发育和预防成年后发生骨质疏松症的需要。

预防骨质疏松症的重要措施是在儿童期储存钙。骨质疏松症是严重威胁老年人（尤其是绝经后妇女）健康和生活质量的一种慢性疾病，以骨量降低为主要特征。美国开展的研究显示，骨质疏松性骨折致残率达 33%，20% 的病人在骨折后 1 年内死亡。

预防骨质疏松一方面可通过减少老年期骨量的丢失，但更重要的还是在儿童少年时期增加骨量的沉积，提高峰值骨量。

奶类几乎包含全部营养素，喝奶能保证儿童骨骼正常发育。

目前，世界上公认儿童时期是补钙的最佳时期，奶及奶制品是补钙和促进儿童少年骨骼健康发育、预防骨质疏松的首选食物。奶类除不含膳食纤维外，几乎含有人体所需的全部营养素。更为重要的是，牛奶含有十分丰富的蛋白质和易于人体吸收的钙，这是其他任何天然食物无法比拟的。增加奶制品的摄入，是保证儿童骨骼正常生长发育的重要途径之一，如果奶及奶制品摄入不足，则很难满足推荐的每日膳食钙摄入量。国外的研究发现，老年妇女的骨密度与其在儿童少年时期是否经常饮用牛奶的关系十分密切。

喝奶不仅有利于个体骨骼的健康发育，对提高整个民族身体素质也有着促进作用，“一杯奶强盛一个民族”就是发生在日本的一个典型例子。第二次世界大战后，日本在经济十分困难的情况下，把学生营养作为重要的工作来抓，政府决定给学生免费提供以牛奶为主的课间餐。20世纪60年代，日本人均占有奶量只有22千克/年，至1985年已增加到了60千克/人/年。经过几十年的努力，日本儿童少年的身高、体重和身体素质都有明显的提高。许多国家为提高民族素质也都在推行“学生奶”计划，以保证儿童的健康成长和预防骨质疏松的发生。

淡茶温饮保年岁

据说茶最早是用来做祭品的，后来有个勇士做了第一个尝茶叶的人，结果发现茶叶没有毒，味道还不错，于是，就把茶叶当成了一种食物来嚼着吃，再后来就发展成了煮水喝，大致类似于现在的喝茶。据说当年神农尝百草的时候，就用茶来解毒。

茶叶的功效主要来自于其中所含的茶多酚、咖啡碱、脂多糖等成分，具有提神清心、清热解暑、消食化痰、去腻减肥、清心除烦、生津止渴、降火明目、止痢除湿等作用。

喝茶有很多讲究，只有遵循其中的一些忌讳才能既品到茶的幽香，又收获茶的功效。

饭后不要立即饮茶：特别是浓茶，因为这样会冲淡胃液，影响消化。同时，应切记古人“淡茶温饮保年岁”的良言，饮淡茶、温茶才更有利于身体健康。

忌睡前饮茶：睡前2小时最好不要饮茶，饮茶会使精神兴奋，影响睡眠质量甚至导致失眠，尤其是新采的绿茶，饮用后神经极易兴奋，失眠更严重。

忌饮隔夜茶：饮茶以现泡现饮为好，否则茶水放久了不仅会失去维生素等营养成分，而且易发馊、变质，喝了易生病。

忌饮变质茶、头道茶：茶叶保管不妥，易因吸湿而霉变，变质的茶中含有大量对人体有害的物质和病菌，是绝对不能饮用的。另外，现在的茶叶在种植、加工、包装的过程中难免会受到农药、化肥、尘土等污染，头道茶其实是洗茶的水，应尽快倒掉后再续水，这样泡出的茶水才可以喝。

特殊人群忌饮茶：体弱、营养不良、贫血的人忌饮茶；尿结石患者忌饮茶；溃疡病患者慎饮茶；神经衰弱者慎饮茶；冠心病患者慎喝茶。孕妇、哺乳期妇女要少喝茶，因为茶中含有的咖啡因对胎儿和婴儿不利；儿童慎饮浓茶，以免茶中的咖啡因会影响到骨骼的发育。

茶叶中的鞣质、茶碱，可以和某些药物发生化学反应，因此在服用催眠、镇静药物以及含铁、蛋白质的药物时，不要用茶水送服，以免影响药效。人参、党参、元胡、曼陀罗、川牛膝、麻黄、钩藤、黄连等中药也不宜与茶水混饮。一般认为，服中药2小时内不宜饮茶。不过，在服用某些维生素类的药物时可用茶水送服，因为茶叶中的茶多酚可以促进维生素C在人体内的积累和吸收，可增进药效。

第五章　健康是吃出来的

——病也是吃出来的

人类80%的疾病是吃出来的

“病从口入”这句话，大家一定不会陌生，它指的是我们所患的疾病大多是因为我们吃了不干净的食物引起的。现在，我们的饮食越来越丰富了，人们也越来越注重营养和卫生了，但疾病却越来越多，营养学家给我们的解释是：心脑血管、肿瘤、糖尿病等常见慢性病大多是吃出来的！

八成疾病都是吃出来的

朝鲜战争的时候，曾有人对一些年轻的美、朝死亡士兵进行尸检，结果惊奇地发现，两者的动脉硬化程度竟有很大差别，大部分美军士兵都存在动脉硬化现象。这是因为这些美军自幼年开始就把牛奶当水喝，每年大约要吃100千克牛肉，这无疑在这些美国大兵体内埋下了“定时炸弹”，虽然他们已经长眠于地下，但假使他们能够在战争中存活的话，日后患心血管病和高血压病的危险也会大大增加。

世界卫生组织《2002年世界卫生报告》指出，高血压、高胆固醇、体重过重或肥胖、水果和蔬菜摄入量不足，是引起慢性非传染性疾病最重要的危险因素，这些都和我们的饮食方式有关。

据统计，我们每个人一年的平均饮食消费量达1吨之多，试想一下这么多的东西被我们吃进肚子，会对我们的身体造成什么影响？或许一时半会你看不出饮食对你的身体有什么巨大的影响，因为它是悄悄地、一点点地进行的，等你察觉到的时候，就是症状出现的时候，往往就已经比较严重了。

如今，由超重和肥胖引起的高血脂、高血压、高血糖、冠心病、脑血管病、脂肪肝等慢性非传染性疾病已越来越多。这些疾病与人们的不良饮食习惯有很大的关系，例如：脂肪、胆固醇摄入量过高，而维生素、矿物质、纤维素等食入过少；各种营养素之间搭配比例不合理，食物中偏重于肉食和高蛋白、高胆固醇、高脂肪食品，却罕见五谷杂粮的身影；一日三餐的热量分配不合理，饮食不规律、无节制，大吃大喝、暴饮暴食、食盐摄入量过高。这些不良的饮食习惯都会在你的身体里埋下疾病的“根”。毫不夸张地说，这些疾病80%都是吃出来的。

要口味却丢了健康

许多人的饮食多是追求口味，用俗话说就是爱吃香的喝辣的，营养的均衡被放到了一边。比如，许多人爱吃肥肉，没有肉就吃不下饭，每顿饭都必须有肉，宁愿吃死也不愿馋死，结果吃出了高血压、冠心病、糖尿病、脑卒中等，当出现了症状和后果时才后悔，再怪自己的一张馋嘴就已经晚了。

谁都喜欢吃有味道的东西，但是如果因此丢掉健康就不合算了。据有关资料表明，我国现有高血压患者达1.2亿人，居世界首位。除此之外，我国还有5000万人血压偏高，并且每年新发病人数约有200万。湖南人一直以口味重出名，据调查显示，湖南省脑血管病发病率远远超过全国平均水平，长沙市出血型中风的发病率在全国几乎可以排到首位。哈佛大学医学院研究小组对3126名“高血压前期”患者进行了长期跟踪调查。在长达10～15年的跟踪研究中，由于这些“高血压前期”患者饮食中盐的摄入量得到了严格的控制，他们患心血管疾病的概率比对照组低25%；即便患上心血管疾病，他们的死亡率也比对照组低20%。

要慎重食用反季节蔬菜

老话有"冰凌响,白菜长"的说法,就是在秋末开始下霜的时候,白菜是最好的,如果反季节买的大白菜,外形看着还是白菜形,但是已经没有白菜里面的营养了。所以说,我们还是应该按照自然规律饮食。我们的饮食,不是为了猎奇,而是为了养命。所以,关于蔬菜,我们要吃应季的,而不是去注重反季节蔬菜新鲜的外表。

由于大棚技术的广泛推广,在北方,即使是在深冬,也能吃到各种蔬菜,像茄子、西红柿、黄瓜等。但建议大家,最好不要吃反季节的食品。一方水土养一方人,我们吃的每一种蔬菜、每一种谷类,它只有到了相应时令,达到了那种最饱满状态的时候,才是最佳的,很多大棚里种出来的蔬菜,只有其形没有其神。过去,你要拿一根新摘下来的黄瓜,放屋子里,切成黄瓜丝满屋子都有黄瓜的清香,而现在你拿十根黄瓜放在那儿,什么味都闻不到。应季的茄子下锅就烂,而冬天或春节时的茄子看着挺好,下锅后特别不容易烂,就因为它是大棚里长出来的。过去的西红柿,就是烂了都不长毛长点儿的,现在的西红柿,只要搁上三天,那上头满是毛和点儿。

25 岁以上的人,还记得自己儿时,一年中总有一段时光是只能吃"冬储大白菜"的。但现在,饮食的季节性概念越来越弱化,即使在寒冷的冬季,我们的餐桌上也从不缺各种各样的新鲜蔬菜,这都是因为反季节蔬菜的存在。

青椒、豆角、西红柿、黄瓜这些本来只能在夏秋季节吃到的蔬菜,却出现在了冬季和春季市场上,这就是反季节蔬菜。之所以会这样,是由于蔬菜种植技术水平的提高和温室、大棚栽培的出现。在北方，反季节蔬菜的另一个来源是外地运输供应，供应地区常常是南方等气候适宜的城市。

人们习惯了一年四季都能吃到新鲜蔬菜，每年冬天，白菜、萝卜、土豆等时令蔬菜反而被大家忽视了。其实，反季节蔬菜和时令蔬菜虽然看起来没什么两样，但它在栽培和运输中已经造成了一定的污染和营养损失，对人体健康的效果显然不如后者。

化肥和催熟剂影响健康

严格按照无公害食品规定栽培的反季节蔬菜，品质和正常季节的产品没有太大的区别，但有些菜农为提前蔬菜上市时间，在种植过程中，大量使用化肥、农药和一些禁用的催熟剂，影响了食用安全。有些提早上市的果蔬，形状越变越怪：西红柿上长出一个个长长的尖；个头较大的草莓、西瓜等水果，切开后中间还有空腔。这类果蔬大部分采用了膨大剂、增红剂和催熟剂等化学激素。使用膨大剂后的果蔬味道变淡，吃起来口感不好，也不便于长时间储藏。

另外，反季节蔬菜以大棚菜为主，大棚中气温较高，不利于农药降解，使它们大部分残留在蔬菜上；光照不足也会使蔬菜中的硝酸盐含量提高。长期食用这种被污染的蔬菜，会造成慢性或急性中毒。前者指在体内长期积累微量农药，对人的肝、肾造成损害，引起贫血、脱皮，甚至白血病；后者轻则导致头晕、恶心，重则痉挛、昏迷，甚至死亡。

长途运输的蔬菜也会造成一定的营养损失。据营养学家测定，在运输过程中，3天之内，青蒜及葱会失去50%的胡萝卜素，绿豆将失去60%的维生素C。一些食物中天然的抗癌物质和酶在运输过程中也会被破坏。此外，路途中各种灰尘和燃料废气，以及短时间内冷热湿燥的气候变化都会影响蔬菜的营养成分。

挑蔬菜要看外形和颜色

反季节蔬菜具有以上这些问题，是不是就不能吃了？事实并非如此。其实，绝对无污染的农产品几乎是不存在的，“无公害”只是相对而言。只要通过国家的相关检测，就是可以吃的放心蔬菜。所以，我们要尽量购买有明确标志的绿色和无公害蔬菜。

不过，比起吃反季节蔬菜来，时令蔬菜和本地菜是更好的选择，顺应自然是最好的健康法则。

如果冬天禁不住种类众多的反季节蔬菜的诱惑，也最好买些洋葱、胡萝卜、茄子等，这类蔬菜中农药残留物较少，尽量少买形状、颜色奇怪的蔬菜。有些蔬菜虽然经过催熟，但果皮或其他地方还会留下青涩的痕迹，买的时候要多留意。吃时可以通过光照、削皮、水烫、爆炒等办法，清除其中的残毒。

主食太少有害健康

主食，主要指粮食，包括米、面、杂粮、薯类等。而很多减肥的朋友舍弃主食，认为减少主食的摄入量，就可以达到减肥的目的，每天就只吃些蔬菜水果，肉蛋也很少吃。的确，这样做短时间内能达到体重减轻的效果，但随之而来的可能就是头晕恶心、精神恍惚，容易造成皮肤暗淡、面色蜡黄等。

其实，主食的摄入可以使人产生饱腹感，在一定程度上可起到节制饮食的作用。减肥，应该减少的是高能量食品而并非主食。

营养学家明确指出，碳水化合物的摄入不得低于人体摄入总量的55%，如果低于这一水平，就会对身体产生极大危害。但是，越来越多的年轻人由于害怕发胖，都选择少吃或不吃主食。第三次全国营养调查结果显示，在一些家庭中，动物性食物的消费量已经超过了谷物类的消费量。营养专家认为，这种饮食结构提供的能量和脂肪过高，膳食纤维过低，对一些慢性疾病的预防不利。

研究证明，食用主食太少，对身体产生的危害极大，具体表现为：

1. 脸色难看：主食不足，身体所需要的碳水化合物就不足。而碳水化合物具有解毒功能，一旦缺乏，血液中有毒的废物不能及时排除，就会造成肤色暗淡、脸色难看。

2. 危害脑健康：主食类食物摄入过少，而动物性食物摄入过多，对大脑的危害更加严重。动物脂肪在碳水化合物不足的情况下代谢不完全，会使血液中积聚更多的有毒废物——酮，它能引起恶心、疲劳以及损害脑部健康。

3. 主食太少易脱发：主食摄入不足，容易导致气血营养亏虚，肾功能得不到有效的发挥，肾气不足。从养生学的角度来看，头发的生长和脱落，润泽和枯槁都与肾中精气的盛衰有关，肾气不足的人头发容易脱落、干枯、变白。

所以，在日常饮食上要注意主食的摄入，并做到主食的“三化”，即主食的简单化、定量化、杂粮化，才利于人体健康。

1. 简单化：在人们的心目中主食的范围扩大了，烧卖、油条、春卷、奶黄包等含有淀粉的食物都被当成主食对待了。事实上，这类食物的脂肪、热量等含量较高，多吃对身体无益，而且也会导致体重增加。在节日饮食中，菜肴已经非常丰盛，蛋白质不会缺乏，质量也不差，此时最需要的是以淀粉为主的米面食品，如米饭、面条等，而非各种制作精细、“营养丰富”的点心。另外，人们还常把包装精美、味道各异的零食也当成主食，这无疑是本末倒置的做法，更不利于减肥。

2. 定量化:不管是外出就餐还是在家吃饭,菜的种类都比较多,尤其是荤菜,每样吃几口就饱了,往往再也吃不下主食。而主食摄入不足,副食特别是荤菜吃得太多,脂肪和胆固醇摄入量也相应增多,很可能会引起肥胖及其并发症。正确的做法是,避免无限制地吃菜肴,保证主食的进食量,主食应"定量",健康成人每天至少在300克以上。

3. 杂粮化:现在,人们吃的主食越来越精细,基本上都是精白米、精白面等。所以,有人提出了"讲营养吃粗粮"的口号,这是很符合营养学要求的。稻米在碾轧加工过程中,米糠全部被丢弃,反复碾轧后,只剩下淀粉及少量蛋白质。而米糠所包括的果皮、种皮、糊粉层、米胚芽等则包含了稻米64%的营养素,是稻谷精华之所在。米面是人们获得维生素 B_1、矿物质和膳食纤维最方便、最重要的来源,如果因精加工而损失殆尽,则需通过其他食物来补偿。而燕麦、大麦、荞麦、粟米、玉米和高粱米等杂粮,都含有白米、白面中所缺乏的营养素,可起到一定的补充作用。

"洋快餐":危害健康的"定时炸弹"

自从1987年麦当劳、肯德基等洋快餐进入中国以来,我们的肥胖孩子就与日俱增。2004年11月6日程昭寰教授曾经在《中国食品报》撰文介绍加拿大研究人员用高脂肪和普通饲料来喂养两组一月龄的小鼠。当小鼠长到4个月时,在训练老鼠完成一项简单的记忆任务后发现,"胖"老鼠的表现远不如吃普通饲料的"瘦"老鼠,后者学习能力更强。研究人员由此得出结论:高脂肪的"洋快餐"会损害儿童正在发育的神经系统,并对其大脑和思维素质造成永久性的伤害。

导致肥胖和性早熟

2003年,美国华盛顿大学内分泌学家迈克尔·施瓦茨教授研究发现:汉堡包、炸薯条等美式快餐可引起人体内激素的变化,易使食用者特别是少年儿童上瘾,难以控制进食量。因为人体内的激素——“瘦素”控制着人体的饮食行为,为什么小孩吃了一次“洋快餐”就想吃第二次,就是因为“洋快餐”干扰影响了“瘦素”在体内的正常水平。由于“洋快餐”和可乐等饮料具有“成瘾性”,在欧洲,许多家长都禁止孩子吃美式快餐、喝可乐。而在我国,由于“洋快餐”的销售策略是以儿童为促销对象,他们用简单的儿童游乐设施、成套的小礼物、各色甜食,诱使孩子们不断地去消费。广大家长对此缺乏警惕,近10年来,我国少年儿童的肥胖人数翻了两番。毫无疑问,经常食用“洋快餐”,造成饮食结构不平衡,是出现这种状况的主要原因之一。

氢化油导致慢性病

东西方传统膳食结构存在的巨大差异,使中国居民对反式脂肪酸的认识远远落后于西方,我国消费者甚至不知道膳食中存在反式脂肪酸。而伴随“洋快餐”的泛滥,居民膳食中反式脂肪酸也越来越多。

“洋快餐”用的油是氢化油,即把植物油加氢气后生产出的油,其含有约38%的反式脂肪酸——这是一种自然界不存在的脂肪酸,是人造的脂肪酸。由于人造反式脂肪酸具有耐高温和不易变质的优点,所以“氢化油”可增加食品的口感,并大大降低成本,在“洋快餐”中被普遍应用。然而“氢化油”会使得有助防止血管硬化的“好”胆固醇(HDL)减少,使容易导致血管梗塞的“坏”胆固醇(LDL)增加。长期食用反式脂肪酸会导致糖尿病、冠心病等慢性病的发生。对于一般的天然脂肪,人体吸收后7天就能代谢排出体外,而反式脂肪酸则需要51天才能被分解代谢、排出体外,因此更容易造成肥胖。鉴于此,2006年10月30日,美国5500家肯德基连锁店被迫宣布停止使用氢化油，但是在中国，肯德基却没有这样的举动。

致癌物质含量很高

瑞典国家食品管理局于2002年4月24日公布的一项研究结果表明：汉堡包、炸薯条、炸鸡等食物中含有大量的“丙烯酰胺”，这种物质可导致基因突变，损害中枢和周围神经系统，诱发良性或恶性肿瘤。美国食品与药物管理局于2004年公布了750种食品检验结果，再度证实了炸薯条、炸薯片、爆玉米花及饼干中所含“丙毒”最高！日本的研究也表明，从薯片中可检验出高浓度的丙烯酰胺。英国、法国、美国的专家也纷纷进行了检测，全都得出肯定的结论。

《洛杉矶时报》2005年8月27日报道，美国加州首席检察官比尔·洛克耶对包括麦当劳、肯德基、汉堡王在内的9个快餐连锁店提起诉讼，要求快餐公司必须在油炸薯片和油炸薯条的外包装上注明该食品含有致癌物质丙烯酰胺。

“三高”“三低”营养失衡

由于“洋快餐”具有“三高”和“三低”的特点，即“高热量、高脂肪、高蛋白质”和“低矿物质、低维生素、低膳食纤维”，因此，国际营养学界称之为“垃圾食品”！

烧烤、油炸食物一定要少吃

每到入夏，各个饭馆门口的烤串生意就开始兴隆起来，在呛人的烟雾中，众多食客吃得津津有味，再配上一碟煮花生、一杯扎啤，更是许多人吃夜宵的不二之选。

从营养学的角度来说，家庭烹饪要少用烧烤、油炸的方式，因为这两种做菜方法产生很多副作用，对人体伤害很大。

首先说烧烤类食物。整个烧烤过程就是把生肉放在烧得很旺的火上，用很高的温度把生肉烤熟。肉里面被高温分解的脂肪，与蛋白质结合，就会产生一种叫苯并芘的致癌物质。这种物质有很强的致癌性和致突变性。为此，国家卫生部门曾通过各种渠道多次呼吁民众少吃或不吃烧烤食品。

另外，烧烤类食物之所以不能多吃，还因为它们当中的脂肪含量过高，不易消化。而且，一些烧烤摊的摊主为了让烤串看上去更诱人，口感更好，往往会在食品中添加嫩肉粉、色素等添加剂，这些物质对人体的危害很大，所以，爱吃烧烤的朋友们，还是管好自己的嘴巴，不要为了满足一时的口腹之欲而忽略了健康大计。

少吃油炸食物的理由也很简单。我们在煎炸食物的时候，油的温度会随着加热时间的延长而升高，这就使得油脂中的脂肪酸和维生素被破坏，同时产生二聚体、三聚体等一些毒性较强的化学物质，这些物质当中有的也会有很强的致癌性。

综上所述，烧烤和油炸食物对人的健康存在不小的威胁，大家还是要尽量少吃。

长期高糖饮食有损寿命

开门七件事:"柴米油盐酱醋茶"。其实,食糖也是人们日常生活中离不开的调味品,炒菜、熬粥、制作点心和小吃,样样都要用到它。

人们经常食用的是白糖、红糖和冰糖。从化学角度看,红糖、白糖、冰糖都是蔗糖,只不过纯度不同而已:红糖最粗,白糖纯些,冰糖最纯。制糖的过程也不复杂:主要是把甘蔗或甜菜榨出汁,滤去杂质;再往滤液中加石灰水,经过滤除去沉淀;然后将滤液通入二氧化碳,使石灰水沉淀成碳酸钙,再重复过滤,就得到蔗糖水;把蔗糖水放在真空器里减压蒸发、浓缩、冷却,就有红棕色略带黏性的结晶析出,这就是红糖。

而白糖是由红糖经洗涤、离心、分蜜、脱色等几道工序制成的。

白糖比红糖纯得多,但仍含有一些水分,再把白糖加热至适当温度除去水分,就得到无色透明的块状大晶体——冰糖。

嗜糖 = 吸毒 = 吸烟?

从水果到饮料,从牛奶到甜点,现代人的饮食中越来越离不开糖,这是否是一个值得忧虑的现象?英国健康专家弗里西蒂·劳伦斯对此表示,高糖饮食其实就像吸烟一样十分有害,多吃糖与吸尼古丁一样危险。

从某种意义上来说,含有大量白糖的甜食对大脑的作用和毒品有异曲同工之效,它会使你上瘾。

如果习惯性地摄入甜食,就会刺激它们大脑中类阿片类物质的产生,这种物质会刺激神经末梢,让人感到兴奋,功用几乎相当于吗啡。大脑感觉到这种兴奋，就会对它产生渴望。一旦停止甜食供应，大脑中的化学物质失去平衡，它们就会感到痛苦、烦躁不安。这种现象与毒品上瘾的反应非常类似。

不仅如此，科学家通过大脑扫描发现，嗜糖的人看见冰淇淋时大脑反应出的快感和吸毒者看见大麻时一模一样。

危险的伙伴——食糖

长期高糖饮食，会使人体酸碱失衡。糖是含钙的酸性食品，摄入过量必然和人体的钙发生冲突，使人体内出现中性或弱酸性环境，人体免疫力也随之下降，各种致癌因子便会乘虚而入，而摄入高糖食物易致肿瘤。平时好吃高糖类食物的人，由于自身免疫功能减退，患癌症的机会比普通人高4～5倍。

糖是人体的主要能量来源。糖摄入过多，而运动量没有相应增加，糖就会转化成脂肪在体内堆积，导致肥胖，还可导致血脂过高、动脉血管硬化和肥胖症。

吃糖过多，尤其是进食粗纤维类糖还会刺激肠黏膜，加重肝脏负担，引起腹胀、腹泻，进而阻碍各种营养素的吸收与利用，导致营养缺乏。

常吃糖容易引起龋齿。糖为口腔内的细菌提供了生长繁殖的良好条件。这些细菌和残糖一起能使牙齿、牙缝及口腔里的酸性增加，由于牙齿经常受酸性侵蚀就容易引起龋齿或口腔溃疡。

大量的糖在体内进行代谢，需要消耗大量维生素 B_1，从而导致丙酮酸、乳酸代谢产物在体内蓄积。如果这些代谢产物在脑组织内过多蓄积，就会使儿童情绪不稳定、爱激动哭闹。还有研究表明，少年儿童自幼嗜糖，极易罹患高血压、冠心病等心脑血管疾病。

饮食中摄入的糖分过高可导致近视。日益精制的高碳低脂饮食，使摄入的糖分越来越多，而营养素越来越少，尤其是维生素 A、硒元素和必需脂肪酸 DHA。结果，眼睛“糖化有余，营养不足”。

据一项研究表明,控制糖类摄入的节食者,在减轻体重的同时,发生乳腺癌的风险也降低。在对1866名墨西哥妇女的研究中,碳水化合物占摄入总能量的57%或以上的患乳腺癌的风险比饮食较平衡的高出2.2倍。据研究,女性的乳房是一个能大量吸收胰岛素的器官,而早期乳腺癌细胞的生长,正需要大量的胰岛素。若长期大量摄入高糖食物,能使血内胰岛素含量经常处于高水平状态,对乳腺癌细胞的生长繁殖起到推波助澜的作用。

孕妇偏爱高糖食品,胎儿容易畸形

美国一项研究显示,孕妇经常吃高糖食物,产下畸形儿的机会比一般孕妇高出1倍。

柏克莱大学的研究员对近1000名孕妇的血糖进行检查后发现,孕妇进食较多糖分或经过提炼的碳水化合物食品,出现畸胎的机会较正常人高,其中最容易出现的就是脊髓问题。如果孕妇本身太胖,胎儿脊髓发育不良的概率要高3倍。研究报告指出,高血糖会增加胰岛素分泌,可能刺激胎儿生长异常,而孕妇摄取过高糖分,则可能导致胎儿罹患糖尿病。

大量医学研究还表明,摄入过多的糖分会削弱人体的免疫力,使孕妇机体的抗病力降低,易受病菌、病毒感染,不利优生。

不要乱"吃醋"

说起醋,自然就想起了山西人。

山西是中国醋的发源地,山西人酿醋已有四千多年的历史了。到现在，山西老陈醋已经成为游客到山西的必购佳品。说起醋的历史，还有一则有趣的典故。古时管醋叫“醯”，把酿醋的人叫“醯人”，把酿醋的醴叫“老醯”。因此，吃醋不叫吃醋，而叫“吃醯”。由于山西人对酿醋技术的特殊贡献，再加上山西人嗜醋如命，又巧合了“醯”和山西的“西”字同音，所以外省人就称山西人为“老醯儿”了。

人们在吃面条、饺子时都喜欢加点醋来调味，酸香的口感会让人更加有胃口。有时候做菜，也会适当地放点醋，比如炖排骨或大骨头汤，汤滚的时候滴几滴醋，不仅提鲜、除腥，还能促进骨头中钙质的析出，让骨头汤真正起到补钙的作用；而炒青菜的时候，滴两滴醋，则可以减少青菜中的营养素流失，保留青菜的营养价值。小小几滴醋，作用却非常大。

其实，醋本来就是五谷杂粮酿成的，跟酒一样，保存了原材料中的精华，比如醋中的柠檬酸、醋酸、氨基酸，都是对人体很有益的成分。越来越流行的水果醋，就有很好的美容养颜功效，深得女性的青睐。

醋既然如此深受大家的喜爱，那么它究竟有哪些功效呢？

★醋能开胃、促消化：醋独特的酸性口味，可以激起食欲，所以，胃口不好的时候，或者是味觉退化的老年人，适量吃些醋，可以调节食欲，改善进食情况；胃酸较少的人适量饮醋，还有促进消化的作用。

★醋能预防高血压：“少盐多醋”的吃法，能降低患高血压、动脉硬化、心脏病、中风等疾病的风险。此外，水果醋里含有矿物质钾，可以帮助身体排出过剩的钠，预防高血压。

醋的养生功效确实不小，少量吃醋无碍，但是凡事都有个度，过犹不及甚至有害。喝醋太多，对胃肠刺激太大。所以，吃醋养生也要注意时机和量，不要乱“吃醋”，吃得不恰当，反而伤身。以下的几个要点尤其要铭记于心。

1. 喜欢吃肉的人可在每餐之后饮用一杯水果醋来帮助消化，吃素或平时消化功能就很好的人，则没有太大必要。

2. 喝醋从量上说，每天最好不要超过20毫升。

3. 尽量不要空腹喝，或是不经开水稀释，这会对胃造成伤害。

4. 患胃溃疡、胃酸过多的人、糖尿病患者不宜多喝。

5. 对水果过敏的人要慎食相应的水果醋。

6. 老年人要少吃醋，防止骨骼过分钙化，否则易发生骨折。

其实，只要饮食均衡，我们摄入的醋就已经足够了，并不是非喝醋不可。也不必对醋有过高的期待，更不要误信偏方，以为它能治病。

别把冰箱当成“保险箱”

有些家庭主妇认为，既然冰箱是制冷的，那么所有放在冰箱里的食品都可长期保藏，经久不腐。其实这是一种误解。食物存放在冰箱里，什么时候放、怎么放都要根据食品的特性来进行，否则食物会变质、污染，影响身体健康。

各种食物不应混放在一起

我相信在家庭生活中，各种食物胡乱地塞在冰箱里的现象比比皆是，在夏季更是如此。冰箱里往往堆着肉类、蔬菜、水果、腌制品、鸡蛋等多种多样的食品，还有吃剩的饭菜，像沙丁鱼罐头一样拥挤不堪。

殊不知，食品混放极易造成交叉污染。举例来说，如果某种肉类食品中含有细菌，污染了葱、香菜等，尽管肉食品煮熟之后已经杀灭了细菌，但由于葱、香菜之类的调味品一般都是简单洗洗，切碎了洒在菜上，未经加热杀菌，容易引起中毒。因此，一般来说，食品买回家后最好先分类处理，分别包装、密封后再放进冰箱；生熟食品分格子存放，熟食放在上面。

不要把冰箱当成储藏室

肉类食品、熟食品、速冻食品很容易滋生细菌。因此，这些食物在冰箱里的存放时间最好不要超过4天。还要注意及时清除冰箱里存放时间太久或已变质的食品。

含水分较多的果蔬，如番茄、黄瓜、荔枝等，最好保存在冷藏室的抽屉中，而且不宜久存。由于含水分较多，这些果蔬长时间冷藏后会变黑、变软、变味。热带水果最好放在避光、阴凉的地方贮藏。如果一定要放入冰箱，应置于温度较高的蔬果槽中，保存的时间最好不要超过两天。

需要搁置一天再放入冰箱的食物

白菜、菠菜、芹菜、胡萝卜、桃、葡萄、苹果等适宜在0℃左右保存。不过，这些果蔬刚买回来时最好不要立即放入冰箱，因为低温会抑制果蔬的酵素活动，使残毒无法分解。所以，以上果蔬最好在室温下存放一天后再放入冰箱。

不宜在冰箱中存放的食物

香蕉、柠檬、南瓜等的适宜储藏温度是13℃～15℃，低温储存容易使之变黑、腐烂。火腿也不宜冷藏，因为会使其中的脂肪析出，导致火腿肉结块或松散。巧克力冷藏后表面容易结白霜，失去原味。

面包等面食也不宜在冰箱内保存，否则会逐渐变硬。黄瓜、青椒在冰箱中久存，会变黑、变软、变味，黄瓜还会长毛发黏，因为冰箱里保鲜室的温度一般为4℃～6℃，而黄瓜贮存的适宜温度为10℃～12℃，青椒为7℃～8℃。

吃发霉食物埋隐患

生活中，很多人对发霉的食物处理不是很妥当，只是简单地挑拣、处理一下或者根本不在乎，就把发霉食物送进肚中。这种做法是万万要不得的。

发霉食物中的霉菌能产生毒素，如黄曲霉毒素、赭曲霉毒素等，都有很强的致癌作用。并且，不同的霉菌毒素的毒性作用不同，有的能对肝脏、肾脏造成损伤，有的能引发神经系统疾病，有的能导致皮肤炎症。生活中比较常见的黄曲霉素导致肝癌的能力比致癌物二甲基亚硝胺强数十倍。粮食中，花生产品被这种毒素污染的机会较多，如花生米、花生油、花生酱等，其次是大米和玉米。

有人会问，面包发霉扔掉就是了，可家中的粮食万一保存不好发霉了怎么办？全扔了怪可惜的。其实，黄曲霉毒素一怕碱、二怕热，给发霉的大米或其他五谷杂粮除毒，可以用加水搓洗、加碱或用高压锅煮饭的方法。将大米用碱面水浸泡后，再用水认真漂洗，就可以除掉黄曲霉毒素。另外，高温也可以使黄曲霉毒素分解，所以用高压锅做米饭，就可以除掉大部分的致癌物质。尽管如此，还是建议大家买粮食不要一次买太多，随吃随买。

而对于发生霉变的食用油来说，处理起来就比较麻烦，上面介绍的方法也不管用了。最好还是从源头上把关，避免购买不新鲜的食用油，特别是花生油。优质上乘的花生油，首先应该是采用当季新鲜花生压榨的。因为花生油容易被氧化，保存的时间越长，它的营养物质就越容易流失，也越容易发生霉变。

为了保持花生油的新鲜度，建议大家还要在细节上多加注意，比方说，如果家里吃饭的人少，不妨买小瓶包装的花生油。为了防止食用油被氧化，也可以将大桶装的花生油分装到棕色玻璃瓶里，然后放入冰箱或是阴凉处保存，避免被阳光照射。

生肉中那些看不见的寄生虫

虽然西方人热衷于吃生嫩的牛排，日本人推崇吃生鱼片，但从安全饮食的角度来讲，肉食只适宜熟吃，并且要加工熟透才能放心食用。

这主要是因为各种肉类食品中常常会有寄生虫，如果在食用之前不充分加热，人吃了之后就很容易感染上各种疾病。这些寄生虫的种类多达二十多种，很多寄生虫病会威胁我们的健康。

1. 棘口吸虫病：爱生吃或吃半熟的螺肉、鱼肉、贝类和泥鳅的人，不小心就会感染上这种病。虫体会寄生在病人的肠道内，人会感觉腹部不适、腹痛、腹泻等。

2. 牛带绦虫病：因生吃或吃半熟的含有活囊尾蚴的牛肉而致病。成虫寄生在人体小肠，可引起消化道症状，如腹痛、腹泻等。猪带绦虫病的病因及症状与此相同。

3. 亚洲带绦虫病：可因生吃或吃半熟的含有带尾蚴的猪、野猪、山羊、野山羊、鹿、野鼠、猴、野兔、野鸡、熊、狗等动物的肉而致病。成虫寄生于小肠，会引起消化道症状。

4. 裂头蚴病：吃生的或未煮熟的含有活裂头蚴的蛙肉、蛇肉、鸡、鸭、猪、牛和鱼等肉类而致病。裂头蚴能穿过肠壁进入腹腔，附着在腹壁等部位，或沿皮下组织迁移到各部位皮下或重要器官组织。

5. 旋毛虫病：生吃或吃半熟的含有感染期幼虫囊包的猪肉、野猪肉、狗肉、猫肉等而致病。囊包内脱出的幼虫会在人体肠道内发育成成虫，成虫再产出的幼虫会通过淋巴和血循环侵害我们的舌头、颈部等器官的肌肉；胸大肌和肋间肌受害最严重。病人会感到肌肉疼痛、麻痹，会出现运动障碍、声音嘶哑、呼吸和咀嚼困难、发热、消瘦等症状。

6. 弓形虫病：生吃或吃半熟的猪、羊、牛、马、鹿、兔和鸡的肉可能会被感染。可引起淋巴结肿大、脑炎、心肌心包炎、肝脾肿大、肝炎、关节炎、神经疾病等。

7. 猪肉孢子虫病：生吃或吃半熟的含有活包囊的猪肉而感染。感染该病后会出现一些症状，常见的有腹痛、稀便或便秘、腹胀、饥饿感和恶心等。

8. 舌形虫病：生吃或吃半熟的含有舌形虫的家畜、家禽及各种野生动物的肉而感染。虫体侵入内脏形成内脏舌形虫病，侵入眼睛或大脑的会有严重症状，侵入鼻咽即形成鼻咽舌形虫病。鼻咽舌形虫病的发作有急性和慢性两种，急性症状有呼吸、言语、吞咽困难和头痛等；慢性的有喷嚏、流黏液或出血性鼻液等。舌形虫病大面积感染时会有腹痛、黄疸等症状。

9. 鞭节舌虫病：生吃含有活的感染期鞭节舌虫的牛、羊、蛇等动物的内脏而致病。虫体寄生在消化道等处，患者会有发热、腹痛、腹泻、肝脾肿大、贫血等症状。

在了解了这些名目繁多的肉中寄生虫带给我们的危害之后，你是否已经同意我的观点了呢？本着对自己健康负责的态度，一定要管住自己的嘴巴，绝不吃生肉或半熟的肉，也绝不给这些寄生虫以可乘之机！

膳食纤维是人体的必须

膳食纤维是不易被消化的食物营养素，主要来自于植物的细胞壁，包含纤维素、半纤维素、树脂、果胶和木质素等。膳食纤维在健康饮食中不可缺少，在维护消化系统上起着重要的作用。摄取足够的纤维可以预防心血管疾病、癌症、糖尿病和其他疾病；可以清洁消化壁和增强消化功能；可以稀释和加速食物中的致癌物质和有毒物质的移除，保护脆弱的消化道和预防结肠癌；还可减缓消化速度和最快速地排泄胆固醇，让血液中的血糖和胆固醇控制在最理想的水平。

膳食纤维是植物性成分，植物性食物是膳食纤维的天然食物来源。膳食纤维在蔬菜水果、粗粮杂粮、豆类及菌藻类食物中含量丰富。随着人们对膳食纤维与人体健康关系的认识不断深入，一些高纤维食品越来越受到青睐，菌藻、果蔬在膳食结构中的比例逐渐增加。在现代食品工业中，以米糠、麦麸、黑麦、燕麦和豆渣等富含膳食纤维的原料，经过系列加工制取相应的食物纤维产品，既可开发出直接口服的食疗型纤维制品，又可用做食品添加剂，诸如作为品质改良剂及膳食纤维强化剂添加到酸奶等发酵食品、面包等焙烤食品中。

我们常吃的食物主要包括谷类、肉类、蔬果类和豆类等，其中含膳食纤维较多的主要是谷类，如大米、小麦、荞麦、燕麦和玉米等，尤其是燕麦和玉米，粗纤维的含量更高些；动物类食品中主要含有机纤维，其中纤维含量较高的是牛肉；蔬果类及豆类中也含有较高的植物纤维。

1. 米谷类：米谷类食物不仅能供给人体细胞运行所必需的能量和部

分蛋白质，还可以提供以B族维生素为主的各种维生素，同时还含有多种纤维素，因此具有促进肠胃蠕动、增加肠道正常细菌数目、帮助食物消化吸收的功能。对于便秘的人来说，每天适量吃些含粗纤维量比大米、小麦还高的麸谷类，如燕麦、玉米等，对身体健康更有帮助。

2. 蔬果类：在植物类食物中，含膳食纤维较多的包括菌藻类（海带）、芝麻和豆类等。蔬菜中含纤维量较高的主要有蒜苗、黄花菜、苦瓜、韭菜、冬笋、菠菜、芹菜、丝瓜、藕和莴笋等；瓜果类食物中主要包括红枣、柿子、葡萄、鸭梨、苹果和香蕉等。

3. 薯类：薯类食品中含膳食纤维比较多的主要包括山芋、芋头和山药等，它们还含比较丰富的胡萝卜素、维生素等，营养价值更高。

膳食纤维有以下几种功效。

1. 防治便秘：膳食纤维体积大，可促进肠蠕动、减少食物在肠道中停留的时间，其中的水分不容易被吸收。另一方面，膳食纤维在大肠内经细菌发酵，直接吸收纤维中的水分，使大便变软，产生通便作用。

2. 利于减肥：一般肥胖大都与食物中能量摄入增加或体力活动减少有关。而提高膳食中膳食纤维含量，可使摄入的能量减少，在肠道内营养的消化吸收也下降，最终使体内脂肪消耗而起到减肥作用。

3. 预防结肠癌和直肠癌：这两种癌的发生主要与致癌物质在肠道内停留时间长，和肠壁长期接触有关。增加膳食中纤维含量，可使致癌物质浓度相对降低，加上膳食纤维有刺激肠蠕动作用，致癌物质与肠壁接触时间大大缩短。专家一致认为，长期以动物蛋白为主的饮食，再加上摄入纤维素不足是导致这两种癌的重要原因。

4. 防治痔疮：痔疮的发生是因为大便秘结而使血液长期阻滞与淤积所引起的。由于膳食纤维的通便作用，可降低肛门周围的压力，使血流通畅，起到防治痔疮的作用。

5. 降低血脂，预防冠心病：由于膳食纤维中有些成分可结合成胆固醇和胆酸，使其直接从粪便中排出。所以消耗体内的胆固醇来补充胆汁中被消耗的胆固醇,由此可以降低胆固醇,从而起到预防冠心病的作用。

6. 改善糖尿病症状:膳食纤维中的果胶可延长食物在肠内的停留时间,降低葡萄糖的吸收速度,使进餐后血糖不会急剧上升,有利于糖尿病病情的改善。近年来的研究表明,食物纤维具有降低血糖的功效,经实验证明,每日在膳食中加入26克食用玉米麸(含纤维91.2%)或大豆壳(含纤维86.7%),结果在28~30天后,糖耐量有明显改善。因此,糖尿病患者膳食中长期增加食物纤维,可降低胰岛素的需要量,控制进餐后的代谢,成为糖尿病治疗的一种辅助措施。

7. 改善口腔及牙齿功能:现代人由于食物越来越精细和柔软,使用口腔肌肉和牙齿的机会越来越少,因此,牙齿脱落,龋齿出现的情况越来越多。而增加膳食中的纤维素,自然增加了使用口腔肌肉、牙齿咀嚼的机会,长期如此,则会使口腔得到保健,功能得以改善。

8. 防治胆结石:胆结石的形成与胆汁胆固醇含量过高有关,由于膳食纤维可结合成胆固醇,促进胆汁的分泌、循环,因而可预防胆结石的形成。有人每天给患者增加20~30克的谷皮纤维,一月后即可发现胆结石缩小。

9. 预防妇女乳腺癌:据流行病学发现,乳腺癌的发生与膳食中高脂肪、高糖、高肉类及低膳食纤维摄入有关。因为体内过多的脂肪能促进某些激素的合成,形成激素之间的不平衡,使乳房内激素水平上升,诱发乳腺癌,多摄入膳食纤维,可起到预防作用。

微波炉做的食物容易致癌

在微波炉里烹调食物,虽然不会像传统的烹调方法那样把我们的食物烧糊或者烤焦，但是微波炉却能够从根本上改变食物的化学性质，降低食物的营养成分并产生一些毒素。

1980年，在巴黎日用电器展览会上，一种被称为“烹饪之神”的炊具引起了人们的强烈兴趣。将装有食品的器皿，放进一台类似于电视机的箱体内，关上箱门，启动开关，不一会儿，色泽鲜亮、香味浓郁的佳肴就做成了。而且，装食物的器皿并不烫手，箱体本身也没有被加热。究竟是什么这么神奇呢？是微波炉。

微波炉里有个叫磁控管的电子管，释放频率为2450赫兹的微波，迫使食品中自由自在、杂乱无章排列的水分子，按照微波电场的方向首尾一致地“站队”。微波电场每秒钟变化几十亿次，水分子也随着节奏运动几十亿次，这样频繁的运动产生了大量的热能，将食品“烧”熟了。

微波炉加工食物既快又方便，经济实惠，但是，在微波炉方便的背后却存在一个问题——它对我们的健康可能具有潜在的危害。

1991年，一位妇女死于输过经微波炉加温的血液。这次重大证据表明，用微波炉加热物品对被加热的物品的化学性质造成了根本性的破坏。如果仅用微波炉把血液加热到体温就能使血液包含致人于死命的毒性，那么我们用更高的温度在更长的时间内加热食品，又能发生什么呢？

微波炉的作用可不仅仅是把物体加热那么简单。在食物被“烧”热的同时，许多新的奇怪的分子也出现了，而且它们并不能被我们的身体所识别和接受，有些具有毒性，还可能致癌。有添加剂、人造色素的食物，例如意式薄饼及薯片等，经微波炉加热后更会释出大量化学物质，对人体有害。据此，我们可以推断经常吃微波食品的人或动物，体内会发生严重的生理变化。

前苏联的无线电技术科研人员经研究发现，微波炉会减少食物中60%～90%的营养素，包括矿物质和生化酶、维生素B、维生素C和维生素E，以及抗脂肪胆物质，甚至连蛋白质的营养成分也减少了。

当你把食物放进微波炉时，恐怕你从未想过这会削弱你的免疫系统吧。1992 年，瑞士联邦技术研究院的志愿者，在吃了微波炉加热过的食物后，血液中的血红蛋白数目下降了，白细胞数目增加了。可见，微波炉加热的时候减少了供给细胞的氧气的分量，加重了免疫系统的负担。

除此以外，研究人员还发现，经常吃微波食品的人的消化系统紊乱，淋巴系统发生障碍，血液中的癌细胞增加，更容易患胃肠癌。

所有这些都告诉我们，微波食品包含了不同于普通食物的分子和能量。这些异常的分子和能量被人体吸收，不利于健康。

如果我们与工作的微波炉距离太近，会因受到过量的辐射而出现头昏、睡眠障碍、记忆力减退、心动过缓、血压下降等状况。我们身体各器官中最容易受到微波伤害的部位就是眼睛。如果眼睛较长时间受到超过安全规定的微波辐射，视力会下降，甚至引起白内障。

微波炉的加热腔体，是采用金属材料做成，一般来说微波不能穿透。微波炉的炉门玻璃也是采用一种特殊的材料加工制成，可以防止微波泄漏。如果微波炉内壁存在裂痕，或制造材料有瑕疵，那么微波炉内的射线就会泄漏，对我们的健康造成危害。

你可以这样来对微波炉进行安全性检查：打开微波炉，拿着收音机站在一旁，如果收音机受到干扰的话，那么就表明你的微波炉有可能会泄露电磁波，需要修理或者调换。

微波炉热牛奶是谋杀营养的愚蠢做法。现代生活的快节奏越来越离不开微波炉，尤其是早餐的时候，人们更追求速度和便捷，而用微波炉加热牛奶就成为最常见的现象。直接把袋装奶放进微波炉加热，会影响人体健康。必须先将牛奶倒入微波炉专用的容器内，再用微波炉加热。

当然，如果能避免加热饮用，就尽量不要加热，这样能保存牛奶完好的营养价值。如果用微波炉加热牛奶时间过长，会使牛奶中的蛋白质受高温作用，由溶胶状态变成凝胶状态，导致沉积物出现，影响乳品质量。牛奶加热的时间越长、温度越高，其中营养的流失就越严重。

你知道自己吃进多少食品防腐剂

有统计资料显示，几乎每一次食品抽检都不可避免地发现一些有问题的食品，防腐剂超标已经不再是什么稀奇事。中央电视台的《每周质量报告》中的“四川泡菜”就是一个颇为典型的例子。加工泡菜的工人透露，泡菜中的保鲜剂——苯甲酸钠使用量居然超过了国际标准 60 倍之多。

食品防腐剂，羞羞答答不敢示人

食品防腐剂是防止因微生物的作用引起食品腐败变质，延长食品保存期的一种食品添加剂，它还有防止食物中毒的作用。因此，加工的食品绝大多数有防腐剂。酱油中一般含有防腐剂苯甲酸钠，面包和豆制品常常添加防腐剂丙酸钙，酱菜、果酱、调味品和饮料中常加入山梨酸钾，葡萄酒等果酒的防腐传统上用亚硫酸盐，等等。可见，防腐剂的身影在我们的生活中处处可见。

现在，食品加工业很发达，食物中毒已经不再像以前那样轻易谋害我们的生命，人们对一些有害微生物的“威力”已有深刻的认识。比如说，有一种非常可怕的细菌叫“肉毒菌”，它能够产生世界上最毒的物质——“肉毒素”，它究竟有多毒呢？只需 1 克肉毒素便可以置 200 万人于死地。还有一种可怕的霉菌叫“黄曲霉”，它产生的“黄曲霉毒素”是最强的致癌物质之一。当然，还有一些威力不那么大，但却同样危害我们健康的微生物，如痢疾杆菌、致病性大肠杆菌、副溶血弧菌、沙门氏菌、金黄色葡萄球菌……如果食品的加工和储存过程中沾染了这些有害微生物,造成的后果就实在太可怕了。这种风险,无论哪一家食品企业也不愿意承担。

食品防腐剂大显身手的机会到来了。目前国内能够做到“无菌包装”的食品还不多。大自然中微生物无处不在,即使生产过程中对食品本身进行了灭菌,如果包装环境不是无菌状态,食品也难逃被污染的厄运,所以添加防腐剂是必要的。正因为有了它们,我们才可以安心地消费许多细菌容易繁殖的食物。

食品防腐剂,防还是不防

超市里能买到的包装食品越来越多,防腐剂等食品添加剂功不可没。总的来说,国家批准使用的防腐剂都是安全的,它们的毒性并不比每天吃的食盐高多少,完全不必因此恐慌。但一些食品生产企业利用防腐剂兼具抑菌、消毒的特点,把防腐剂视为万能药剂,将防腐、抑菌、消毒等多种工序合而为一,这就意味着防腐剂的用量可能要增加许多。还有一些食品生产企业为降低生产成本,往往使用最廉价但毒性也较大的防腐剂,例如,一些水产品销售商用甲醛来防止水产品腐败,掩盖其品质劣变,这对我们的健康来说,可是不小的考验。很多食品具有天生的稳定性,有防止变质和抵抗微生物的能力。但在产品中加入水后,便失去了这种抵抗力,必须通过防腐剂抵抗病原菌的袭击。防腐剂和抗生素一样,什么细菌都在劫难逃,这也就意味着我们体内帮助消化的肠内菌也会受到伤害。有些防腐剂甚至含有微量毒素,长期过量摄入会对人体健康造成一定的损害。即使是作为国际上公认的安全防腐剂山梨酸和山梨酸钾,过量摄入也会影响人体新陈代谢的平衡。

婴幼儿的代谢系统尚未发育成熟,即使是对成年人无毒的物质,也可能扰乱婴幼儿的代谢机能。为了保护婴幼儿的健康,国家规定在两岁内婴幼儿的食品中禁止添加除营养强化剂之外的任何食品添加剂,也包括防腐剂。

不含防腐剂的真的就OK吗

走进超市卖场，打出“本品绝对不含任何防腐剂”“真正安全、健康”等醒目字眼的食品广告不时冲击着人们的眼球。许多食品把“本品绝不含防腐剂”作为一个卖点，在包装上印得特别大。

我们应理性看待防腐剂。防腐剂除了防止食品腐烂变质外，有时也可以防止食物中毒的发生。当然一些防腐剂由人工合成，使用不当会有一定副作用，长期过量摄入会损害人体健康。

一些小厂商为谋求经济效益，本身使用了防腐剂而标注“不含防腐剂”，往往名不副实。例如，一些饮料一方面在配料表中标明了含有防腐剂苯甲酸钠，另一方面又宣传“不含防腐剂”，这无疑是典型的自相矛盾，自欺欺人。

第六章　吃好了更能美容

——保持青春、美丽其实很简单

皮肤健康——吃出你的美丽

皮肤不仅将我们所有的器官都包裹起来，而且可以保护我们免受感染、辐射和脱水的伤害，帮助我们维持体温，而且赋予我们美丽的外表。

你是否注意到：住在沿海的人，皮肤往往呈一种酱黑色；生活较宽裕的人，肤色比较白皙。过去大多数人认为是晒太阳程度的不同形成这种肤色的差异。是的，这确实是一个原因，但不是全部，还有一种影响因素，那就是食物的组成不一样。

皮肤问题不仅仅关系美丽

你的皮肤是身体健康的晴雨表，它的状态往往受到体内健康状况的极大影响。如在频繁参加几次晚会后，我们都会因身体感到疲倦而看上去脸色有点暗淡无光。体内发生的所有情况，都会在皮肤上有所显现，比如在剧烈的运动之后以及感觉热和流汗的时候你就会脸红，或者我们对吃的某些食物有过敏反应的时候就会产生皮疹。因此，要让你的身体系统好好地运行，对皮肤问题的处理也显得很重要。

许多皮肤问题，都可以追溯到消化道的失衡，不仅营养素的摄入不足会影响到你的皮肤健康，消化和吸收功能低下也一样会有影响。

皮肤的敌人是谁

人人都希望自己的皮肤滋润、细腻、柔嫩，富有弹性。然而有些人的皮肤却不尽如人意，显得粗糙，缺乏光泽。分析其原因，一方面与遗传因素和疾病的影响有关，另一方面与后天的营养和保养有关。

不同的外界因素以及我们身体内部的作用都会带来衰老的迹象。其罪魁祸首就是氧化剂导致的氧化损伤。氧化剂来自污染、香烟、油炸和烧烤食品、被氧化了的食用油、日光，甚至包括我们人体自身的消耗氧气制造能量的过程。

氧化剂给我们的身体带来的伤害是毁灭性的，它们会损害脂肪、蛋白质、连接组织和核酸。身体中尤其容易受到影响的部位是细胞膜和细胞内的 DHA。很显然，这会严重地影响皮肤的状态。

皮肤喜欢的食物

食物和皮肤之间有着密切的联系，那么，哪些食物是皮肤最喜欢的呢？皮肤科专家们为此做出如下总结：

1. 富含维生素 C 的食物

化学实验证明，黑色素形成的一系列反应多为氧化反应，但当加入维生素 C 时，则可阻断黑色素的形成。酸枣、鲜枣、番茄、刺梨、柑橘、新鲜绿叶蔬菜等都是富含维生素 C 的食物。

2. 含维生素 A 的食物

维生素 A 可使目光明亮，皮肤滋润细腻。主要食物来源：动物肝脏（狗肝不可多食），全脂奶及其制品，绿色和黄色蔬菜，红心甘薯、胡萝卜、青椒、南瓜等。

3. 富含维生素 E 的食物

现代科学研究证明，维生素 E 在人体内是一种抗氧化剂，特别是脂肪的抗氧化剂，能抑制不饱和脂肪酸及其他一些不稳定化合物的过氧化。而人体内的脂褐素是不饱和脂肪酸的过氧化物。维生素 E 则具有抑制脂褐素过氧化的作用，从而有效地抵制了脂褐素在皮肤上的沉积，使皮肤保持白皙。同时维生素 E 还具有抗衰老作用。富含维生素 E 的食物有卷心菜、菜花、芝麻油、芝麻、葵花子、菜子油、葵花子油等。

4. 含铁质的食物

皮肤光泽红润，需要供给充足的血液。铁是构成血液中血红素的主要成分之一，故应多食富含铁质的食物，如动物肝脏、蛋黄、海带、紫菜等。

5. 水——大自然的润肤霜

水是最重要的营养素之一。设想一下，一个充满了水的球，它摸起来就会感觉紧致而结实。如果放出一些水来，球就会萎缩，甚至会出现皱纹，我们的皮肤也是一样的。护肤健美显然离不开水。虽然至今尚有争论，多数人还是认为多饮水好。多喝水可使皮肤滋润、水灵，体态丰满，缺水会使皮肤显得干枯、多皱纹、无光泽。

吃粗粮可以让你肌肤更健康

古人云，“五谷为养”，是指吃五谷杂粮对健康有利。“粗粮”主要包括玉米、高粱、小米、荞麦、燕麦、莜麦、薯类及各种豆类等在内的产品。但吃粗粮对皮肤也很有益，却不一定为人所知晓。

不同的粗粮有不同的功效，如：

玉米被公认为是世界上的“黄金作物”，它的纤维素要比精米、精面粉高4～10倍。而纤维素可加速肠部蠕动，可排除大肠癌的因子，降低胆固醇吸收，预防冠心病。

绿豆味甘性寒，有利尿消肿、中和解毒和清凉解渴的作用。

荞麦含有其他谷物所不具有的“叶绿素”和“芦丁”，它所含的维生素B_1、B_2比小麦多两倍，所含的烟酸是3～4倍。同时，荞麦中所含烟酸和芦丁都是治疗高血压的药物。经常食用荞麦对糖尿病也有疗效。

新鲜糙米又比精米对健康更为有利，因粮食加工得愈精维生素、蛋白质、纤维素损失愈多。

粗粮的诸多益处，直接给皮肤带来好处，如粗粮中的纤维素加速肠部蠕动，促进排便、排毒；粗粮利尿消肿让皮肤细腻；对皮肤来说，豆类及坚果中的油脂富含维生素 E，能帮助抗氧化和消除自由基，是保护皮肤的天使；特别是粗粮中还含有大量镁，可促进机体废物的排泄，有减肥之功效，这也是保证皮肤健美的关键。

爱美的女士、"三高"症状者、长期便秘者、长期坐办公室者、电脑族、应酬多的人则更要多吃粗粮。特别是夏天瓜果丰富，粗粮可解腻，更宜多吃。如白天可以多吃水果，晚餐可以吃杂粮粥等。坚持一个夏天，皮肤定会有改善。

但需注意：粗粮普遍存在感官性不好及吸收较差的劣势，可以通过把粗粮熬粥或者与细粮混起来吃解决这个问题。胃肠功能较差的老年人（60 岁以上）及消化功能不健全的儿童要少吃粗粮，并且做到粗粮细吃。患有胃肠溃疡、急性胃肠炎的病人的食物要求细软，所以要尽量避免吃粗粮；患有慢性胰腺炎、慢性胃肠炎的病人要少吃粗粮。

红糖：女人的天然排毒素

红糖是用我国传统工艺生产的糖，颜色呈暗黄色或红棕色。《本草纲目》中记载："和脾缓肝""补血、活血，通淤以及排恶露"。

据资料记载，1000 克红糖含钙 900 毫克、铁 100 毫克，而钙、铁又是人体必需的矿物质与微量元素。2000 年在全国营养学术会议上，与会专家指出:用原子荧光谱仪测定发现红糖含有十分丰富的微量元素成分,其中有些微量元素具有强烈刺激机体造血的功能。

女性在特有的月经生理现象中自然失血,因此红糖对女性的作用非常大。中医认为妇女产后身体多淤(循环不畅),且八脉空虚,每至腹痛。凡偏淤者,医生常处以生化汤、失笑散或金铃子散,并嘱在药煎好后以红糖调服,目的在于利用红糖“通淤”或“排恶露”的作用而达到止痛的目的。

中医营养学认为,性温的红糖通过“温而补之,温而通之,温而散之”来发挥补血作用。

相对而言,白糖虽味甘,然其色白,性平,故其补血的效果远不及红糖。由于白糖过于纯净,其中几乎不含微量元素,其营养功效自然不及红糖。

还原东方美:轻松吃出美丽秀发

一头乌黑秀发是女性健康美丽的象征,头发同样需要营养与呵护,如何通过饮食吃出乌黑秀发是每个爱美女性的向往和追求。

头发是毛发的主要部分,系由角蛋白组成,由于头发的弹性和韧性,故起到保护头部的作用,同时还承担了部分代谢功能。头发的生长是有周期的,一般从生长到脱落,要经过“生长期”“休业期”和“退行期”。正常情况下“生长期”为2~7个月,“休业期”约为4个月,“退行期”为1个月,直至脱落,脱落后可以再重新从毛囊中形成毛球,长出新发,如此周而复始,全部头发大约5年更新一次。

发的疏密、粗细、软硬及其生命力各不相同。除与遗传因素、头皮厚薄、皮肤健康状况、体质强弱等有关以外,还与其对营养吸收状况和头发的保养有很大关系。中医认为:“发为血之余。”肝藏血,肝血不足,不能滋润发质,可致发槁、发不泽、白发、断发、脱发等,从而影响女性美丽的形象,可以用饮食调养,补养肝肾精血,结合补充蛋白质、氨基酸、锌、硒、钙、铜之类矿物质和多种维生素等营养成分。

人的头发一般分为“中性”“油性”“干燥性”和“混合性”4 种类型。“中性”发质属于健康。“油性”发质可见:头发、头皮有较多油腻、污垢,并有臭味,此类发质的人,饮食中不宜多吃坚果、冰淇淋、腌腊食品、黄油、奶酪、油炸食物、鱼子酱等,应吃新鲜水果、蔬菜,食用含蛋白质、维生素 C、维生素 E 及含微量元素锌、硒的食品。“干燥性”发质可见:头皮粗糙,头屑多,发质暗淡无光,干燥不泽,易断、裂梢、缠结、分叉等,此类发质的人,不宜吃腌腊食品,要低盐饮食,多吃水果、蔬菜、坚果,宜食干酪、牛奶,并补充维生素 A、D、胡萝卜素等营养素。“混合性”发质可见:头发干燥而头皮多油,这类发质的人,其饮食应少吃腌腊食品,多吃新鲜果蔬,补充维生素 C、D 等。所以头发的保养,还要根据不同发质来加以调护,下面介绍几款乌发、养发的食疗方。

【银耳鸽蛋羹】

配料:银耳 50 克,鸽蛋 12 枚,核桃仁 20 克,荸荠 60 克。

制法:银耳水发,去根,洗净;鸽蛋放锅中,用清水煮沸 10 分钟,浸入冷水中,去壳;核桃仁炒后去衣,并切成米粒大小;荸荠切片。银耳放沙锅中,加水用小火炖 1 小时,加入荸荠片、核桃仁、鸽蛋、冰糖,再炖半小时使成羹,即可食用。

功能:益气补肺,育肾乌发。本膳用银耳,滋阴润肺;荸荠,化痰清肺;核桃仁,温命门,补肾气,能乌发养发;鸽蛋,既是高蛋白,又有益气作用(如无鸽蛋可用鹌鹑蛋代之)。

【美容乌发糕】

配料:黑芝麻200克,淮山药80克,制首乌100克,旱莲草50克,女贞子40克,糯米粉500克,白糖适量。

制法:将山药、女贞子、旱莲草、首乌4味中药洗净,晾干,打成粉末;芝麻,用锅炒后,研细末。将糯米粉与所有粉末充分和匀,加清水、白糖揉匀,制成米糕,上笼蒸30分钟,即可食用。

功能:滋养肝肾,乌发美容。本膳用首乌,味甘,性微温,长于补肾精,益肝血,而乌须发;女贞、旱莲,强肝肾,补精血,补下而荣上者;山药,滋养脾阴;糯米,和中安胃;黑芝麻,含亚油酸、亚麻酸、多种氨基酸,故能滋补肝肾,有黑发之功。

【首乌炖鸡】

配料:制首乌30克,童子鸡750克,枸杞子15克,竹笋50克,香菇30克。

制法:先宰杀童子鸡,去毛、爪及内杂,斩块,入锅加水煮沸后去浮沫;首乌用纱布包扎紧,与竹笋、香菇一并入锅,加料酒、盐,煮1小时后,放入枸杞子,再煮半小时,加味精、胡椒等调味即可,可喝汤并吃鸡肉、香菇等。

功能:补肾填精,养血滋肝。本膳用首乌,填精益肾以补下而荣上,黑发且容颜;枸杞子,养血补肝以滋养头发;鸡,含多种必需氨基酸、维生素等营养物质,能补充生发之蛋白质;竹笋、香菇,均富含蛋白质和氨基酸。女性能经常适量地食用本膳,确能使头发保持光泽乌黑而更添俏丽。

【七宝乌发粥】

配料:何首乌20克,黄精15克,山药30克,莲子12克,百合10克,大枣10枚,粟米60克。

制法:先将首乌、黄精用纱布包好,放锅中加水 2000 毫升,煮 30 分钟后捞去药包,留汁备用。再将粟米洗净入锅,大枣去核与山药、莲子一并放入锅中,加入药汁及适量水,用文火煮成稠粥,加入百合再煮 10 分钟,即可食用,甜咸皆可。

功能:补肾益脾,乌发美颜。本膳用首乌、黄精,补肾填精血以黑发添色;山药、莲子、大枣,能健脾和胃,升清降浊;百合,清补肺阴,能生津泽发;粟米,和中滋阴,能养颜美肤发。

含有胶原蛋白的饮食方案

猪脚、猪皮与骨骼都有一层黏稠状的胶质,吃起来柔软而具有弹性,这就是胶原蛋白。胶原蛋白是一类蛋白质家族,一种生物性高分子物质,富含除色氨酸和半胱氨酸外的 18 种氨基酸。胶原蛋白是人体的皮肤、骨骼、肌腱、软骨、血管的构成材料。皮肤干重的 70% ~80% 是由胶原蛋白组成,因此胶原蛋白对皮肤具有保湿、滋养、亮肤、紧肤、防皱、修护等功效。

胶原蛋白大多存在于动物体内,主要有:猪蹄、肉皮、牛蹄筋、鸡脚、鸡翅、鸡皮、鱼皮、鱼翅及软骨等。这些食物经过烹调,冷却后形成的“肉冻”“鱼冻”就是胶原蛋白经过加水煮沸成溶胶后,再冷却形成的凝胶。

胶原蛋白的品种如此丰富,那么哪种胶原蛋白对人体最有益呢?鱼类的胶原蛋白主要来源于深海鱼类的软骨,其胶原蛋白组成结构与人体最接近,最容易为身体组织所辨识和吸收。为了使食物中的胶原蛋白更好的释放出来,用炖、煮、烧和煲汤的烹调方法最佳。

需要注意的是，在通过食补获取胶原蛋白的同时，还应多吃一些橘子、胡萝卜、西红柿、葡萄等具有抗氧化功能的食物，以减少体内自由基对胶原蛋白的破坏。同时富含胶原蛋白的食物常常也含有一定的脂肪，烹饪的时候配搭一些洋葱、菜花、芹菜和南瓜等具有降血脂作用的蔬菜也是很有必要的。

枸杞：女人的滋补良品

枸杞是一种药食同性的植物，除了可以直接食用外，它的药用价值很早以前就被人们所认识，《本草纲目》中记载："枸杞，补肾生精、养肝、明目、坚精骨、去疲劳、易颜色、变白、明目安神，令人长寿。"

现代医学通过大量药理实验和临床实验证明，枸杞具有促进调节免疫功能、保肝功能和抗衰老功能三大药理作用。

枸杞具有促进调节免疫功能，主要是由于枸杞籽中富含枸杞多糖、硒和类胡萝卜素等抗氧化物质。枸杞多糖的生物活性很强，它能够促进生物体内巨噬细胞的吞噬功能，而巨噬细胞恰恰是各种有害细菌和病毒的克星，它通过吞噬这些有害微生物和病源体来维护生物体的健康。国内医学实验表明，枸杞对人体癌细胞有明显的抑制作用。

枸杞的保肝作用仍然要归功于枸杞多糖。肝脏受损的一个主要原因是它会在长期的工作中形成过氧化脂质，从而降低了肝细胞的活性，而枸杞多糖能够减少脂肪褐素的沉积，抑制肝中的过氧化脂质的形成。

现代药理作用的研究表明，枸杞中除含有丰富的枸杞多糖外，还包括脂肪、蛋白质、游离氨基酸、牛磺酸、甜菜碱以及维生素 B_1、B_2、E、C 和钾、钠、钙、镁、铁、铜、锰、锌、硒等生物元素，这些成份可以维护细胞正常发育，提高基因损伤后的修复能力，促进衰老细胞向年轻化逆转，从而改善老年人的衰老症状和生化指标。临床观察发现，连续使用枸杞多糖两个月的老人，可使胆固醇和油三脂明显下降，长期服用的老人头发都不再脱落，面容也由憔悴变为红润。

对枸杞的毒性动物实验还表明，枸杞是非常安全的食物，不含任何毒素，可以长期食用。枸杞能够与各种中草药搭配入药，治疗疫病，也能够当做日常的保健食品。不过，有一点需要特别引起注意，尽管枸杞在全国多个省份都有栽种，但《中国药典》规定，唯有宁夏枸杞才可以入药，国家医药管理局也将宁夏定为全国唯一的药用枸杞产地，这主要是因为宁夏得天独厚的气候和地质条件最适宜于枸杞的生长。药理监测表明，在全国各地所产的枸杞中，宁夏枸杞的氨基酸含量和铁、锌、硒等微量元素含量都名列第一。

枸杞的药用价值很丰富，但靠它养生健体贵在坚持。专家们总结出几种枸杞的吃法：第一种方法是零食：枸杞可以像葡萄干一样随手拿来食用，其实枸杞生吃味道也很不错，但不能吃太多，否则容易上火。第二种方法是泡成药酒：用枸杞泡酒喝能增强细胞免疫力，促进造血功能，还能抗衰老、保肝及降血糖，并对视力减退、头昏眼花起到一定疗效。第三种方法是自制菊花枸杞茶：取菊花 3 ~ 5 朵，枸杞一小撮放入沸水中泡 10 分钟即可饮用。它可以明目、养肝、抗衰老、防皱纹、降血糖、降血压，适合工作繁重、长期用计算机工作的人。

枸杞虽然具有很好的滋补和治疗作用，但也不是所有的人都适合食用。由于它温热身体的效果相当强，正在感冒发烧、身体有炎症、腹泻的人最好别吃。

最适合吃枸杞的是体质虚弱、抵抗力差的人。而且，一定要长期坚持，每天吃一点，才能见效。任何滋补品都不要过量食用，枸杞也不例外。一般来说，健康的成年人每天吃 20 克左右的枸杞比较合适，如果想起到治疗的效果，每天最好吃30克左右。尤其值得一提的是，枸杞全身都是宝，除了枸杞果实外，枸杞的根、叶、花、茎都有保健作用。枸杞叶代茶常饮，能显著提高和改善老人、体弱多病者和肿瘤病人的免疫功能和生理功能，具有强壮肌体和延缓衰老的作用。枸杞的根皮即地骨皮，和其他中药配合使用，主治阴虚劳热、肺热咯血。

爱上补血食物

女士要使自己的皮肤质地变好，恢复青春靓丽的面容和窈窕的身材，应从身体内部调理开始，通过补血理气、调整营养平衡来塑造靓丽女人。而补血理气的最好办法就是食疗，因为红枣、阿胶、桂圆、山药、生姜、红糖、白果、枸杞子、花生等这些补血、补肾的食物能从根本上解决气血不足的问题，同时改善血红细胞的新陈代谢，加强真皮细胞的保水功能，这样就能实现女人自内而外的美丽。

阿胶为“圣药”，具有滋阴润燥、补血止血、调经安胎的功效，还能使面色红润，肌肤细嫩，有光泽，弹性好，正适合女人的美容要求。

红枣是补血最常用的食物，生吃和泡酒喝的效果最好。红枣还可以在铁锅里炒黑后泡水喝，可以治疗胃寒、胃痛，再放入桂圆，就是补血、补气的茶了，特别适合教师、营业员等使用嗓子频率较高的女性。如果再加上4～6粒的枸杞子，还能治疗便秘。常喝红枣桂圆枸杞茶的女性朋友，皮肤白皙，美容效果不错。枸杞子放几粒即可，红枣和桂圆也只要6～8粒就可以了，每天早上上班后给自己泡上一杯，不但补气血，还能明目，特别适合长期用电脑的女性朋友们。

红枣、花生、桂圆，再加上红糖，加水在锅里慢慢地炖，炖得烂烂的，经常吃，补血的效果也很好。

红枣、红豆放入糯米里一起熬粥，因红豆比较不易烧烂，可以先煮红豆，红豆煮烂了，再放入糯米、红枣一起烧，也是一道补血的佳肴。

红枣 10 粒切开，白果 10 粒去外壳，加水煮 15 ~ 20 分钟，每晚临睡前吃，可以补血固肾、止咳喘、治尿频、治夜尿多，效果很好。

红枣 10 粒切开，枸杞子 10 粒，煮水喝，补血补肾，专治腰膝酸软，长年吃，有养颜祛斑的作用。

红枣 10 粒切开，生姜 3 片，煮水喝，是开胃的良方。

此外，用猪蹄加黄豆炖烂了吃；用甲鱼加上枸杞子、红枣、生姜炖烂了吃；牛肝、羊肝、猪肝做菜、炖汤，或与大米一同煮成粥；牛骨髓、猪骨髓加红枣炖汤喝；牛蹄筋、猪蹄筋加花生、生姜炖烂了吃，这些都是补血的好食物。

多吃补血食物，皮肤才会红润有光泽，才能延缓衰老，青春长在。

女人补血补身的实用食疗方

我国是世界上缺铁性贫血发生率较高的国家之一，其中妇女儿童贫血率高达 20% 以上，严重威胁妇女儿童的健康。贫血在祖国医学中属“虚证”范畴，常见有血虚、气虚、阴虚、阳虚等。患者可根据自己的病情，选择适宜的食疗方法进行调治：

1. 龙眼肉 15 克，红枣 3 ~ 5 枚，粳米 100 克。同煮成粥，热温服。

功效：养心补脾，滋补强壮。

2. 新鲜羊骨1000克，粳米200克。羊骨洗净剁碎，加水熬汤，去渣后，入粳米共煮成粥。温服，10～15天为一疗程。

功效：补肾壮骨。

3. 糙糯米100克，薏苡仁50克，红枣15枚。同煮成粥。食用时加适量白糖。

功效：滋阴补血。

4. 制首乌60克，红枣3～5枚，粳米100克。先以制首乌煎取浓汁去渣，加入红枣和粳米煮粥，放入适量红糖，再煮一二沸即可。热温服。首乌忌铁器，煎汤煮粥时需用沙锅或搪瓷锅。

功效：补肝益肾，养血理虚。

5. 鸡蛋2个，取蛋黄打散，水煮开先加盐少许，入蛋黄煮熟，每日饮服2次。

功效：补铁，适用于缺铁性贫血。

6. 猪肝150克，菠菜适量。猪肝洗净切片与淀粉、盐、酱油、味精适量调匀，放入油锅内与焯过的菠菜炒熟，或用猪肝50克洗净切片，放入沸水中煮至近熟时，放入菠菜，开锅加入调料，吃肝吃菜喝汤。

功效：补铁，适用于缺铁性贫血。

女人坏脾气缺乏维生素

身为女人的你是否偶尔发脾气，或许你过一会就会好的。如果你经常发脾气，你就得留意了，或许你缺乏某种营养素！

维生素B_6参与色氨酸、糖及雌激素代谢。月经前期口服避孕药的妇

女对维生素 B_6 的需要量增加，如摄入不足则容易出现兴奋不安、反射亢进和周围神经炎，还可导致头痛、脾气急躁、困倦、易激动，甚者可出现精神抑郁。维生素 B_6 在谷物的外皮和卷心菜中含量较高，症状轻者可适当多吃一些。症状严重者可口服维生素 B_6，每次 10~20 毫克，一日 3 次。

维生素 B_{12} 在肝脏及瘦肉中含量最为丰富，缺乏可引起舌炎、腹泻和巨幼红细胞性贫血，常伴有感觉迟钝、肢体运动失调等神经症状。女性长期口服避孕药和食用肉类较少者会引起维生素 B_{12} 缺乏。除从饮食中补充外，还可肌肉注射维生素 B_{12} 50~100 毫克，也可隔日肌注 50~200 毫克。

维生素 B_1 缺乏不仅可引起脚气病，还可累及心脏，并使人脾气暴躁、困倦乏力、神经过敏、喜怒无常。酒精可以干扰维生素 B_1 吸收，加上食物过于精细和长期使用避孕药，就更容易导致维生素 B_1 缺乏，需防止食物过精，避免饮酒，必要时可口服维生素 B_1 治疗。

经期不正常、经血量多或月经周期缩短的女性，由于随经血丢失镁较多而容易缺铁。有些女性不爱吃肉和新鲜蔬菜，爱吃糖果糕点，这种偏食习惯也可造成铁摄入不足。不用铁锅烹饪会使人失去补充铁的一个来源。缺铁可影响多种含铁酶的活力，影响红细胞色素、肌红蛋白的形成，使人精神萎靡，困倦无力，注意力不集中，记忆力减退，情绪不稳定，急躁易怒，激动好哭，性欲低下。

吃糖、饮酒可增加机体锌的消耗，所以不爱吃动物性食品、爱吃甜食糕点、嗜酒的女性容易缺锌。缺锌可影响人的性格行为，引起抑郁，情绪不稳，进而影响夫妻正常的性生活，引起家庭不和。

可见，经检查排除疾病因素后，一般情况下女性若情绪不佳，可能与营养素缺乏有关，应及时对症补充，以保证妇女健康，夫妻和睦。

多吃抗氧化物防皮肤衰老

许多工作繁忙而渴求完美的女性尽管能抽出时间来做美容、买衣服，甚至服用保健品，却往往会忽视自己的饮食和运动，也很少给自己接触大自然的机会。其实，大自然具有神奇的身心健康力量，而这些好处存在于天然食物、阳光、新鲜空气和森林草地当中，远不是保健品和美容品所能完全替代的。

多吃抗氧化物防皮肤衰老，每天一斤菜，主食“白加黑”。

天然食物中富含维生素 E、番茄红素、类黄酮等多种抗氧化物，对保护皮肤极为重要，而且具有预防癌症和预防心血管疾病的保健作用。每天至少要吃一种深绿色的叶菜 200 克左右。此外，也要常吃其他含胡萝卜素、番茄红素、多酚类的蔬菜和水果。

在调配主食的时候，可用深色的原料和白米混合煮粥或煮饭，比如紫米、黑芝麻、红皮花生、黑豆、红豆等，它们不仅富含维生素 E，还有相当多的多酚类保健成分。

充足的钙让身姿更挺拔，每天喝半斤牛奶或酸奶。

女性比男性更容易受到骨质疏松的威胁，牛奶、酸奶和奶酪、豆腐、芝麻酱，还有绿叶蔬菜，都是膳食钙的好来源。

奶类不仅含钙量丰富，而且吸收率高，特别是酸奶对预防衰老最为有益。

足量膳食纤维可给身体减负，常吃“粗豆薯”，少食精细粮。

不溶性纤维能促进肠道蠕动，预防便秘，可溶性纤维能与脂肪和胆固醇结合,减少糖尿病、高血脂、脂肪肝的发生。

多吃蔬菜和水果,固然能得到不少纤维,而经常吃粗粮、豆类和薯类,减少精米面,可以获得更多纤维。平时可多以全麦馒头、杂粮豆粥、大米小米饭、荞麦面条等为主食,偶尔吃精白米饭。

大豆和大豆食品是植物雌激素的最佳来源,其中所含的大豆异黄酮不仅能预防更年期综合征,更能提高皮肤的保水性和弹性。在大豆食品中,又以全豆制作的食品最佳,如整粒大豆、豆粉、豆浆、纳豆、豆豉等,因为其中的大豆异黄酮基本上没有受到损失,发酵后利用率还可进一步提高。平时食用大豆食品,可形式多样,如早上喝一碗豆浆,或用黄豆、黑豆加大米来煮粥;有时吃水豆腐,有时用豆腐干替代肉来炒菜,也有时候吃一小盒纳豆,加点酱油和醋后,它的味道并不难接受。

全新食疗祛斑法让你的面容更红润

人人都希望自己有红润而光洁的面容,然而有些女性脸上长有褐色的雀斑,或黑色的斑点,使得她们懊恼不已。

对于女性来说,雀斑其实就是一种单纯的浅棕色或褐色皮肤斑点,多数长在面部,虽不影响健康,但直接影响美容。雀斑的形成主要是由于皮肤表皮基底层的黑色素细胞生成的黑色素过多所致。黑色素来源于奶酪等食物内所含的酪氨酸,在体内酶的作用下,酪氨酸转化成二羟苯丙氨酸,然后氧化,生成的促黑激素由于某些原因增多时,就可引起色素代谢障碍,出现皮肤雀斑。

雀斑通常在5岁以后出现,具有一定的遗传倾向,女性由于雌激素的原因,长雀斑的人数也比男性多。每逢夏季日晒增多时,雀斑色泽加深,对容貌影响较大。冬季虽然雀斑颜色浅些,但不会完全消失。据观察,雀斑较多的人色素痣发生率也较高。那么有何妙方去除呢?

在天然食品中,具有保养皮肤和消除雀斑功效的食物有许多种。现介绍几种经临床验证确有实效的食疗方法。

1. 西红柿汁

每日喝1杯西红柿汁或经常吃西红柿,对防治雀斑有较好的作用。因为西红柿中含丰富的维生素C,被誉为“维生素C的仓库”。维生素C可抑制皮肤内酪氨酸酶的活性,有效减少黑色素的形成,从而使皮肤白嫩,黑斑消退。

2. 黄瓜粥

取大米100克,鲜嫩黄瓜300克,精盐2克,生姜10克。将黄瓜洗净,去皮去心切成薄片。大米淘洗干净,生姜洗净拍碎。锅内加水约1000毫升,置火上,下大米、生姜,武火烧开后,改用文火慢慢煮至米烂时下入黄瓜片,再煮至汤稠,入精盐调味即可。一日二次温服,可以润泽皮肤、祛斑、减肥。现代科学研究证明,黄瓜含有丰富的钾盐和一定数量的胡萝卜素、维生素C、维生素B_1、B_2、糖类、蛋白质以及磷、铁等营养成分。经常食用黄瓜粥,能消除雀斑、增白皮肤。

3. 柠檬冰糖汁

将柠檬榨汁,加冰糖适量饮用。柠檬中含有丰富的维生素C,100克柠檬汁中含维生素C可高达50毫克。此外还含有钙、磷、铁和B族维生素等。常饮柠檬汁,不仅可以白嫩皮肤,防止皮肤血管老化,消除面部色素斑,而且还具有防治动脉硬化的作用。

4. 黑木耳红枣汤

取黑木耳30克，红枣20枚。将黑木耳洗净，红枣去核，加水适量，煮半个小时左右。每日早晚餐后各食一次。经常服食，可以驻颜祛斑、健美丰肌，并用于治疗面部黑斑、形瘦。《本草纲目》中记载黑木耳可去面上黑斑。

黑木耳可润肤，防止皮肤老化；大枣和中益气，健脾润肤，有助黑木耳祛除黑斑。

5. 胡萝卜汁

将新鲜胡萝卜研碎挤汁，取10～30毫升，每日早晚洗完脸后，以鲜汁拍脸，待干后用涂有植物油的手轻拍面部。此外，每日喝1杯胡萝卜汁也有祛斑作用。因为胡萝卜含有丰富的维生素A原。维生素A原在体内可转化为维生素A。维生素A具有滑润、强健皮肤的作用，并可防治皮肤粗糙及雀斑。

另外，用冬瓜藤熬水擦脸、洗澡，可使皮肤滋润、雀斑消除。金盏花叶汁也有护肤除斑的功效。将金盏花叶捣烂，取汁擦涂脸部，既可消除雀斑，又能清爽和洁白皮肤。蒲公英花水也能用于除斑，取一把蒲公英，倒入一茶杯开水，冷却后过滤，然后以蒲公英花水早晚洗脸，可使面部清洁，少患皮炎。

美丽佳人防止肌肤老化的秘密武器

让每一个细胞都不要被氧化

我们的身体里有大概60万亿个细胞，当所有的细胞都正常工作时，才能保证我们的皮肤和身体健康。只有构成细胞的营养成分每天都有新的营养来替换它，才能让人保持年轻。而构成细胞的主要成分是蛋白质，但是由蛋白质组成的胆固醇、卵磷脂和脂肪酸都非常容易被氧化，这些物质在细胞里非常活跃。

大多女性都知道，氧化就是衰老，所以现在才有那么多的抗氧化产品，而化妆品成分里的虾青素，就是从大虾里面提取出来的，据说抗氧化能力是平常产品的500倍，真厉害啊。细胞为了防止蛋白质被氧化掉，就在细胞膜以及一切细胞里的“小器官”外表都附上了一层维生素E。

叫维生素E来救你吧

维生素E主动为人体建立了防止蛋白质氧化的屏障，而如果维生素E不足，首先细胞膜就会被氧化，然后细胞膜上的蛋白质会变性，机能会降低，这样一来，人体内就会有被过分氧化的蛋白质和由此分解产生的毒素。所以说，是维生素E阻止了我们身体最早期的衰老。

维生素E还有清洁细胞的作用，它可以打扫我们体内的垃圾，还能吸收并且释放活性氧，防止细菌侵入；它还有超级抗癌作用，烧烤、油炸、加工食品、奶酪、火腿等食物中的有害成分，都能被维生素E分解。

人体缺乏维生素 E 容易患贫血、心脏疾病，如果女性缺乏维生素 E，则会变得不易怀孕、容易流产。维生素 E 只存在于植物中，所以日常生活中，只要正常吃菜吃饭，就能够满足人体对维生素 E 的需要。

现在，成年人生病概率增加、衰老进度加快，都与体内的氧化物增加有关，所以维生素 E 是非常重要的营养素。杏仁一定要每天吃，它的 VE 含量是植物型蛋白质中最高的；南瓜和菠菜的含量次之；鳝鱼、松子和大豆油的维生素 E 含量也非常高。

熬夜的时候别忘了喝碗安神粥

现在的年轻人把熬夜当成了家常便饭，到处都是“夜猫子”，办公室的很多年轻人晚上都爱熬夜，一般情况下都不会在 12 点以前睡觉。

其实，人体是有生物钟的。这个神奇的生物钟规划着我们身体一天的作息。譬如上午，脑部经过一晚的休息，进入活跃期，所以上午工作效率较高。到了晚上 10 点之后，身体开始逐渐进入休息期，各个器官都开始自我修复，这时候就要好好休息。到了凌晨三四点的时候，我们的肝脏也要进入休息恢复期，如果这时你还在熬夜，那么它就会超负荷运作，长此以往对健康自然不利。

所以，我建议那些爱熬夜的年轻朋友，尽量少熬夜。虽然现在可能还看不到什么大的影响，但随着年龄的增长，这种负面影响就会越来越明显。

如果必须熬夜，也要适当地调补一下自己的身体。我这里给大家推荐一道非常适合熬夜时吃的营养美味——安神粥。所谓“安神粥”，就是在煮大米粥时放一些桂圆、莲子、百合、大枣等安神佳品。

熬夜时千万不要吃油腻食品，最好吃清淡可口的饭菜。力求做到品种多、花样新、色香味俱全，以刺激食欲。千万不要在熬夜后随便吃点方便面就蒙头大睡。长此以往，会使身体素质大大下降，衰老速度加快。

还有些人喜欢在熬夜的时候喝浓茶或咖啡，这样也不好。长久下去，必然会导致神经衰弱。

在食物的营养方面，“夜猫子”应该多吃富含蛋白质、维生素的食物，尤其是动物蛋白，因为动物蛋白中有人体必需的8种氨基酸。熬夜易使人的眼睛疲劳，要多吃一些动物肝脏、蛋黄、鱼子、牛奶。此外，“夜猫子”对维生素B、维生素C的需求量也会增多，应注意适量补充。

夜猫子一族不可不知的健康自救大法

人们都知道熬夜危害健康，但如何危害却知之甚少，很多人认为，熬夜不就是造成了睡眠不足吗？那还不好说，我们早上多睡一会儿，补一补不就OK了吗？然而，事实并非如此，下面是人体生物时间表，使你对熬夜造成的危害有更多的了解。

时间人体生物状况：21～23点免疫系统（淋巴）排毒，安静或听轻音乐；23～1点肝排毒，需熟睡；1～3点胆排毒，需熟睡；3～5点肺排毒，需熟睡；5～7点大肠排毒，上厕所排便；7～9点小肠大量吸收营养，吃营养早餐。由此可见，本来该为健康值夜班的淋巴、肝、胆、肺、大肠等却为他们的主人因熬夜而专注工作，结果身体受到危害。

熬夜时，如何才能不以健康为代价呢？根据身体受伤害的三大方面，逐一作如下介绍。

视力急救食

熬夜时，长时间超负荷用眼，会使眼睛出现疼痛、干涩、发胀等，甚至患上干眼症。眼肌的疲劳还会导致暂时性的视力下降。

在视力急救食中，我们大力推荐各种动物的肝脏、鱼肝油、奶蛋，胡萝卜、苋菜、菠菜、韭菜、青椒、白薯，橘、杏、红枣和柿，因为它们含有大量维生素 A，而维生素 A 可以通过调节视网膜感光物质的合成，从而提高熬夜者对光线的适应力，以达到防止视觉疲劳，从而保护视觉的功效。

另一方面，因为 B 族维生素，包括叶酸、烟碱酸、维生素 B_6、B_{12} 等，它们不仅能够提供能量，参与新陈代谢，还可以舒缓焦虑与紧张情绪，防止疲劳。这就要求我们适当增加食用动物肝脏、红肉、鱼、粗粮及大豆食品、蔬菜、牛奶、乳酪及深绿色叶菜。

皮肤急救食

一般来说，长时间熬夜，会破坏人体内分泌和神经系统的正常循环，从而使皮肤出现暗疮、粉刺、黄褐斑等，而神经系统失调又会引起皮肤干燥、弹性差、缺乏光泽等；如果长期睡眠不足，还会导致皮肤过度疲劳，水分和弹性双双下降，出现黑眼圈与眼袋等。

首先，熬夜要按时进餐，晚饭不宜吃得太饱，除了要保证营养丰富之外，还要以清淡食物为主，少吃肉，适当补充易于消化的淀粉类食物，以减轻消化道的负担。此外，晚餐应少吃辛辣食物，少喝酒，多以鲜果汁及豆浆作为饮料供给身体的需要。

其次，多吃一些富含维生素 C 或含有胶原蛋白的食物，如水果和肉皮，不要吃凉食物，但可以吃一些偏凉食物，如瓜类、菜果、小米、薏米等。

最后，上床睡觉之前一定要做好脸部的清洁，女性更要坚持卸除脸上的彩妆，让肌肤自由呼吸。还可以用热水清洗脸部，用热毛巾敷脸约 5 分钟，既为脸部补充水分，又可加强脸部血液的循环。

抵抗力急救食

熬夜的人常说自己没有精神，感到浑身疲乏无力，记不住事情，甚或精神偶有恍惚，还常患感冒、胃肠道等疾病，这是抵抗力下降的表现，怎么办呢？急救事，教你吃。

1. 多喝白开水，少饮咖啡与浓茶

咖啡与浓茶会消耗体内的B族维生素，这是疲劳的主要原因。而喝白开水就不一样了，不但能补充身体所缺乏的水分，而且还可以帮助消化与排除体内毒素。

2. 加强营养，补充B族维生素

夜猫族们若想以熬夜的方式来消耗脂肪，达到减肥的效果，这有些天真。小孩吃得少，成年人吃得多，因为成年人日常生活需要更多的能量，所以该补还得补。

经常熬夜的人，可以多吃一些水果、蔬菜及蛋白质食品，尤其是要多吃一些优质蛋白质，最好动物蛋白质能达到蛋白质供应量的一半，以有利于人体必须的氨基酸，不仅可以保证夜猫族的工作效率，还对身体有补宜效用。另外，多吃牛奶、牛肉、猪肉、鱼类、豆类和核桃、花生、大枣及桂圆等，这样可以很好地补充B族维生素，从而起到抗疲劳的效用。

第七章　人不同，吃法也不同

——适合自己的才是最好的

饮食，也有个体差异

许多人都有体会，不同的人患同一种病，服用同一种药，效果可能大不一样，这就叫“个体差异”。科学家发现，由于个体差异，同一种食品被不同的人摄入后，在人体内引发的反应和产生的影响也是各不相同的，这种不同还与人的体质、基因、性格，甚至血型相关联。

最常见的是体质与进食的关系，有不少人，总是感到不舒服，可到医院去检查，各种指标都正常，说不出有什么毛病。但仔细检查会发现他们身体不舒服的一个重要的原因，是长期误食了与他们体质不相适应的食物。所以医生告诫我们说，要根据每个人的体质类型选用食物，这叫“体质食养”。

体质食养追求个性化。举例来说，阳热体质是由于元阴不足或实热偏盛，要用滋阴清热法，应吃寒性的能养阴清热的食物，如山药、梨、柚子、香蕉、马头兰、蚌、瘦猪肉等，忌吃热性的食物，如羊肉、虾、五香粉、核桃仁、辣椒、胡椒、荔枝、龙眼肉、鸡及一切油炸食物。阴寒体质是由于元阳不足或阴寒偏盛，要用壮阳祛寒法，应吃热性壮阳的食物，如羊肉、鸡、虾、核桃仁、韭菜、泥鳅、海参、桂皮，而忌寒性伤阳的食物，如西瓜、绿豆、茭白、菊花、丝瓜、黄瓜、鸭、青蛙、蟹等，忌食冷饮。体倦则是由气血不足引起，以容易疲劳为主要特征。因此，可用健脾益气生血法，当吃补气补血的食物，如莲子、龙眼肉、瘦肉、鸡、鸽、大枣、饴糖、牛乳、蜂蜜等，忌寒性及破气破血的食物，如苦瓜、茄子、冬瓜、冷饮、白萝卜等。正常体质者如果长期进食过寒过热、过甜过咸，久而久之也可造成体质偏差而引起疾病。

不少吸烟者经常提出这样的问题：为什么有些人终生吸烟仍能活到

八九十岁？美国的食品专家给出了这样一个令人意外的答案：他们在研究水果和蔬菜为何能使人体少受致癌物质侵害时发现，大约有半数人体内有一种叫做谷胱甘肽转移酶的基因，而另外半数人体内则没有这种基因，就容易得癌症。这种基因决定了一个吸烟者是否易得肺癌。

所以对于饮食我们要建立一个新的观念：根据基因进食。如果人体内没有产生谷胱甘肽转移酶的基因，就应该从含有这种物质的食物中摄取，才会有益健康。研究表明，一些蔬菜、水果，尤其是花茎甘蓝、卷心菜等蔬菜中含有谷胱甘肽转移酶物质。进食这类食物对一个吸烟者的健康是十分重要的。科学家还发现，每个人体内的基因不尽相同，使得人体会对同样的食物作出不同的反应。

科学研究还告诉我们，人的性格、情感与所吃的食物也有较密切的关系。例如，性情不稳定的人往往缺钙，应多吃钙质含量丰富的食物。那些喋喋不休、唠唠叨叨的人，主要是缺乏维生素B的缘故，可以常吃谷类食物。

最有意思的是，血型也会在不同程度上直接或间接地影响着人们的健康。食品专家指出，O型血的人要吃瘦肉、动物肝脏、海鲜和绿叶蔬菜才有利于健康。A型血的人适合以蔬菜为主的饮食，某些植物蛋白质，如大豆蛋白质对他们来说是最佳的健康食品。B型血的人对肉类和乳类食品很适应，但鸡肉、玉米、番茄、部分坚果和种子类食物却不是他们的健康食品。AB型血的人既适应动物蛋白质，也适应植物蛋白质，其消化系统较为敏感，鱼、豆腐、绿叶蔬菜、乳制品都是他们的健康食品。

食疗、食补要因人而异

农民种植作物讲究“因地制宜”，那是因为不同的土壤适宜种植的作物是不一样的。橘生淮南为橘，生于淮北则为枳。同样的道理，一方水土养一方人。

俗话说：药补不如食补。这句话被很多注重养生的人奉为金科玉律，于是常自己买一些补品来进补，比如人参、西洋参、当归、红枣、灵芝等等。殊不知，补品虽好，也要适合你才行。不说食疗养生，先说各地饮食，其中的区别就比较大。西南的四川、贵州等地，都是青山环绕，湿气比较重，所以当地人都爱吃辣，辛辣的食物可以帮助人祛除湿气、寒气，保护身体健康。北方人喜欢吃面食，那是因为北方的土地更适合生长麦子；南方人爱吃大米也是这个道理。人与自然环境是息息相关的。

同样的道理一样可以延伸到食疗进补上，因为不同的人拥有不同的体质。中医把人的体质分成六种基本类型，即实症型、虚症型、热症型、寒症型、燥症型和湿症型。下面是中医判断体质的一些标准，姐妹们可以参考一下。

实症型：身体壮实；声音宏亮、体力充沛；无汗、脉搏强；皮肤红润、指甲有光泽。

虚症型：声音小；体力虚弱、多汗、脉搏弱且不明显；皮肤粗糙、苍白、指甲淡白；女性生理期中痛、经血量多或少；肠胃虚弱、舌湿润；排尿次数多、易下痢。

热症型：脸色通红、面红耳赤；容易觉得口渴；尿量少而且颜色偏黄；女性月经来得早而且色鲜红、白带少；容易便秘或大便干硬；喜欢喝冷饮、吃冰、吹冷气；脉搏强；脾气较暴躁、静不下心。

寒症型：脸色苍白；不容易觉得口渴；尿量多而且颜色淡；女性月经来得迟且色暗红、白带多；易下痢；喜喝热饮；不爱吹冷气；脉搏弱。

燥症型：排尿次数少；易便秘；女性生理期前痛、经血量少；皮肤粗糙、易干痒；舌干燥、易沙哑。

湿症型：身体浮肿；腹鸣；痰多、尿少；女性经血多、易下痢、白带多。

其实，我们的身体一般不会单纯属于某一种体质，大多是杂合了几种体质,以其中一种为主要特征。如果你比较在乎体质问题的话,可以去找中医诊断一下。

人有体质分别,食物也有自己的属性,根据性味的不同,食物可分为补性食物、泻性食物、湿性食物、凉性食物、润性食物、燥性食物。不同类型的食物适合不同类型的体质,对症食疗、食补,才能取得最佳效果。

正常情况下,治疗实症型病人,适合用泻性食物,目的是排除病邪;虚症型病人则用补性食物,目的是增强机体的抵抗力;热症型病人需镇静、消炎,用凉性食物为宜;寒症型病人需兴奋、补血,用湿性食物最好;燥症型病人适用能保存体内水分的润性食物;湿症型病人则需用排除体内水分的燥性食物。

吃水果:看时间不如看体质

关于水果应当什么时候吃的问题,很多人都觉得困惑不已。一位朋友坚持不到饭后两小时不碰水果,而另一个朋友一定要等到开饭前半小时才吃。还有一位朋友诉苦说,她听说饭前和饭后一小时内都不宜吃水果,可是她在两餐之间工作很忙没时间吃。想要晚上吃吧,偏偏又有文章说,晚饭后什么都不能吃!

餐前不能吃水果,有道理吗?

其实,与其说餐前不能吃水果,不如说“空腹不能吃水果”。一种顾虑是,空腹时胃中酸度较高,再吃富含有机酸的水果,对胃有一定刺激。另一个理论是,水果中含有大量单宁,和胃酸结合,容易产生结石。

看来,对于胃酸过多的人来说,空腹吃酸度高的水果可能有害;单宁过多的水果，比如柿子，空腹吃柿子，柿子中大量的鞣酸、果胶在胃酸作用下便形成一些大小不等的硬块，如果硬块不能从胃中排到肠道，就会滞留而逐渐形成所谓的"胃柿石"。胃柿石可逐渐增大，到一定程度时，会引起胃梗阻，从而导致不适。过去贫困时代，有些地方的人用柿子替代粮食充饥，的确会发生胃柿石，是吃得很多而且经常吃的时候才会发生这种严重后果。但是，其他水果呢？它们似乎无辜受害了。如今水果味道越来越甜，酸度越来越小，涩味也日益淡薄，这种担心渐渐失去物质基础。

还有一项理论，说水果糖分比较高，空腹吃容易产酸，并造成呃逆，等等。显而易见，这个理论不能成立。因为糖分在胃里根本不会消化，而是在小肠中消化的。如果糖分较高便不能吃，那么饭前连巧克力、饼干和水果糖都不能吃了，因为它们更是高糖分食品。

总之，餐前不能吃水果，仅限于柿子、酸杏等少数水果。苹果、梨、桃、橙子、橘子、西瓜、甜瓜、草莓、芒果……绝大多数水果都可以放心地饭前吃。

餐后吃水果真的不好？

那么，餐后吃水果为什么不好呢？

说得过去的理由是这样的：如果人们在饭后立即吃进水果，就会被先期到达的食物阻滞在胃内，致使水果不能正常地在胃内消化，而是在胃内发酵，从而引起腹胀、腹泻或便秘等，长此以往将会导致消化功能紊乱。

听起来似乎有理，但它的前提是，吃水果之前已经很饱，而且水果吃的数量比较大，导致长时间滞留胃中，胃酸分泌量又不足以杀死附着在水果上的细菌，从而发酵产生大量气体，造成胃肠不适。

可见，是否餐后两个小时再吃水果，大可以按照个人感觉来决定。如果用餐时食物摄入量已经很大，胃中饱胀，就可以晚些吃水果；如果用餐时食物不多，也不油腻，感觉胃里可以容纳更多的食物，就无妨当时进食水果。

总体而言，水果的食用时间，没有什么特殊的禁忌。只要不是特别酸涩的水果，都可以饭前吃。这时吃水果有利于填充胃袋，产生饱感，减少下一餐的食量，对控制体重最为有利。

进餐时吃含有水果的食物，把它当成菜肴，或者作为一道餐后甜点少量食用，也都没有问题。

特别需要考虑的是水果的温度。如果吃了大量油腻食物，再吃大量冷凉的水果，胃里血管受冷收缩，对比较敏感的人来说，可能影响消化吸收，甚至造成胃部不适。因此，餐后吃水果应以常温为宜。

为什么说水果“早餐是金，午餐是银，晚餐是铜”？

说早餐吃水果最好，是说我国居民早餐质量往往不高，一般吃不上蔬菜，通常只有主食和肉蛋奶类。如果配上一些水果，更有利于营养平衡，可以提供维生素C和膳食纤维。但这并不等于，水果不能晚上吃。因为水果清淡容易消化，它也很适合作为晚间的食物。只是，如果想减肥的话，就不能在吃饱晚饭之后又吃很多水果，有可能增加热量，带来肥胖。

如果在两餐之间用水果代替饼干、曲奇、蛋糕之类点心和甜饮料，或者少吃一些晚餐，改成吃水果，就是非常健康的选择了。因为，新鲜水果的健康益处，实在远远高于这些甜食。

越细碎的食物越补气血

食物消化吸收的场所，西医称为胃肠，中医称为脾胃，而中医的脾胃又不单指胃肠，脾也不是西医的脾脏，中医所描述的脾，和现代医学中的胰腺类似。

几乎每一本育儿书中都会提到：3～4个月之前的婴儿，因消化酶发育不完全，特别是淀粉酶很少，是不能吃大米、面粉、玉米、小米、红薯、马铃薯、芋头等含淀粉较多的食物的。以前的人们并没有充足的牛奶、奶粉给孩子喝，另外还有母亲缺乳或母乳不足时，都是给孩子喂米汤、面汤等，孩子一样长得好好的，这到底是怎么回事呢？

食物的消化和吸收是需要通过消化系统的各个器官的协调合作完成的。我们日常所吃的食物中，除了维生素、无机盐和水可直接吸收外，蛋白质、脂肪和糖类都是复杂的大分子有机物，均不能直接吸收，必须先在消化道内经过，并被分解成结构简单的小分子物质后，才能通过消化道内的黏膜进入血液，送到身体各处供组织细胞利用，供各个脏器发挥正常的功能，保证身体的生长，食物在消化道内的这种分解过程称为“消化”。食物经过消化后，通过消化管黏膜上皮细胞进入血液的过程叫“吸收”。消化和吸收的主要场所在小肠。

消化道对食物的消化通过两种方式：一种是通过消化道肌肉的收缩活动，将食物磨碎，并使其与消化液充分混合，并不断地向消化道的下方推进，这种方式称为“机械化消化”，另一种是通过消化腺分泌消化液中的各种酶，对食物中的蛋白质、脂肪、糖类等充分化学分解，使之分成能被吸收的小分子物质，这种消化方式称为“化学性消化”。在正常情况下，机械性消化和化学性消化是同时进行，互相配合的。

两种消化的目的都是将食物磨碎，分解成小分子物质，顺利通过消化道的黏膜进入血液，而大分子的物质只能通过粪便排出。

西医的营养学里有一种叫“要素饮食”的方法，就是将各种营养食物打成粉状，进入消化道后，就是在人体没有消化液的情况下，也能直接吸收，这种方法是在不能吃饭的重症病人配鼻饲营养液时常用到的。由此看来，消化、吸收的关键与食物的形态有很大关系，而液体的、糊状的食物因分子结构小就可以直接通过消化道的黏膜上皮细胞进入血液循环来滋养人体。

讲到这儿，大家应该明白“胃为后天之本”的真正含义了。也就是说，只有胃、肠功能正常，吃进去的食物才能转变成血液，源源不断地供给全身的每一个器官，而当胃肠功能下降，也就是食物转化成血液的能力下降后，人体各脏器因为能源供应的减少而不得不把它们应做的工作放慢，这时人体抵抗力下降，各种疾病、传染病都会轻易上身。而当胃、肠功能彻底瘫痪、不能再生成血液时，也就等于断水、断电，各个脏器也只有停工了，停工的结果就是人的死亡。

当胃、肠的功能开始减弱，如果我们往胃、肠输送的营养物资都是液体或糊状的细小颗粒，不就能很快地消化、吸收了吗？不就能使这些营养物质直接生成血，反过来又滋养胃肠，不就能帮助虚弱的胃、肠起死回生吗？保住了胃肠这个人体的后天之本，我们的身体就能少生病。

想想喂养孩子的整个过程，其实也就是这个道理。孩子出生时喝母乳、奶粉等液体的食物，不需要任何帮助就直接进入血液。6 个月后，增添的稀饭、面条、各种肉泥、鱼泥、菜泥，同样在进入消化道后被顺利地吸收化生成血液。

许多家长因为图省事，孩子才几个月，就大人吃什么，孩子也跟着吃什么。孩子牙齿都没长全，胃肠又虚弱，哪能将食物消化、磨碎，只能是通过粪便排出来。这样做是极不负责任的。所以，很多孩子的喂养问题都出在 10 个月后开始增添固体食物的时候，以前不爱生病的孩子容易生病了；以前胖胖的、气色很好的孩子变得消瘦了、气色也暗淡了，这就说明孩子的胃、肠还没发育到能消化固体食物的程度。这时候孩子必须回到吃剁碎的食物那个过程中去。所以建议所有先天不足、常生病、长得不好的孩子（最好是在 2 岁前）都不要吃固体食物，家长一定不要怕麻烦。

大一些的孩子，生病后胃口不好，消化、吸收功能减弱，建议家长给孩子吃一些有营养的、糊状的、稀烂的、切碎的食物，能很快帮助孩子恢复健康。

这种方法同样适合成人。大病初愈、久病体弱的人或老年人，都可以用这种方法来补养胃肠，加快气血的生成以及身体的康健。

别人的美食可能是你的毒药

大米、小麦、牛奶、鸡蛋、鸡肉、西红柿、蘑菇、苹果、香蕉……明明你吃得都是喜欢而且还被公认为好的食物，可是这些食物进入你的身体却总有一种说不出的别扭；或是你为了改善亚健康，不加班、不熬夜、按时吃饭还积极运动，却仍然不见起色……这个时候，就要考虑一下，或许你每日吃的东西里，有身体天生就不喜欢的。每一样常见的主食、蔬菜、水果，都可能正悄悄挖你健康的墙脚。同样，许多对于别人来说是美味的食物，如巧克力、奶酪、腰果等，很可能你吃了后会产生意想不到的反应，正所谓是“甲之熊掌，乙之砒霜”。

有些人喜欢奶制品，吃下去却头痛晕眩，上吐下泻；巧克力诱惑够大，有些人却一吃就会皮肤红肿；甚至还有些人吃了绿色蔬菜后，会出现肌肉萎缩，乃至视觉和听觉的障碍。这种症状在医学上被称为“食物不耐受”。

“食物不耐受”通俗地说，就是别人能吃的食物，你可能不能吃，你吃了就会有不舒服的感觉，甚至会产生疾病。食物不耐受与人体很多疾病的密切关系的发现，为很多疾病病因的确定又提供了新的方向。医学上可以通过检测产生食物特异性 IgG 抗体，来判断人体是否已因食物不耐受产生了病变，从而为传统疾病的诊断提供了一种快速、可靠的新方法。

食物不耐受可以具有和食物过敏相似的症状，但也是有区别的。食物过敏发病来得快，症状明显，属于急性病，在日常生活中容易引起人们的关注，在临床通常以药物治疗为主。食物不耐受症状比较隐蔽，属于慢性病，在平时，人们通常认识不到它的存在，因此被称为人体健康的隐性"杀手"，在临床通常以调整饮食治疗为主。

有一位小朋友去医院检查身体，医生们发现这位刚刚3岁的小朋友，她的腹泻病史居然也有3年。她每天都要拉肚子3~4次，有时会带有少量的血丝。经过对家长的询问得知，虽然这孩子已经用药达1年之久，助消化药物也用了不少，但她的病情仍然不见好转。于是医生对她进行了食物不耐受检查，医生发现她对牛奶高度敏感，对鸡蛋轻度敏感。于是医生嘱其家长，给孩子停止食用牛奶，并减少吃鸡蛋的数量，不久这个孩子的病情大为好转。

据有关统计，牛奶在各种食物不耐受当中最为常见。此类不耐受的症状比较复杂，从消化不良到疲劳到情绪波动，甚至抑郁症。因此，如果经常饮用牛奶者经过血液检查，发现对奶类食物有不耐受可能，则应当停止饮用牛奶，并避免和牛奶有关的各种食品。等到3~6个月之后，再少量地饮用酸奶，如果没有异常，再逐渐增加牛奶的饮用量。

随着生活水平的提高，人们越来越关注饮食问题。但媒体上今天说这种食品怎样，明天又说哪种食品如何，可是由于一些食物的不耐受性，使得人们无所适从。为此，营养专家忠告：选择食品要因人而异。

吃那些能让你舒服的食物

你每天挑选食物时是根据食物的营养价值还是仅仅凭自己的口味，实际上一份健康的饮食是这两者综合的结果。虽然一般营养学杂志很少写，且营养学会议很少讨论，但你的本能往往会替你找到最有益于健康的食物。

让身体的本能来帮你挑选食物

味觉在本质上是一种“化学感觉”。这就是说,食物中的化学物质跟味蕾发生反应并产生一个信号,信号在传入大脑后立即被精确地予以分析,由此甜、酸、苦、辣一一体味出来。

有些人的味觉特别灵敏。加拿大有位厨师能用舌头辨别出一吨清水中仅仅一滴醋的存在。俄罗斯有个双目失明的姑娘,灵敏的舌头轻轻一舔便能准确地分辨出数百种蘑菇是否有毒。有的人爱吃甜食,而有的人嗜好辣味,每个人的口味都不同。

如果你细心观察自己的身体,会发现即使你仅是想想而已,有些食物已让你感觉到美味和舒服,另有些食物则让你反胃。我们吃东西时,味觉和愉悦很重要,而且很多有益于健康的食物是可以让我们心情舒畅地进食的。

在你生病的时候,或许有这样的发现,有些平时难吃的食物,突然变得美味了。例如,当你感冒或咳嗽时,柠檬或许不那么酸了,甚至甜甜的。这又是另一个大自然暗示我们,如何在患病时疗愈自己,以及在重病时,依照饮食的本能而行会较有益处的原因。

饮食嗜好也是身体警讯

人们对食物的选择和接受,很大一部分是取决于对味的选择。一般的味觉是指辨别食物味道的感觉,是由溶解于水或唾液中的化学物质刺激舌面的味蕾细胞,反映至大脑皮层而引起兴奋的结果。这叫化学味,包括咸、甜、酸、辣、苦、鲜、香和千变万化的复合味。你突然爱吃某些食物时,这可能是身体本能需求的自然反应,或是体内缺乏某种营养素,这是身体给你发出的警讯:

1. 爱吃甜味:甜与脾脏关系密切。爱吃甜食是脾脏的需要,当你脾虚的情况改善了，你就不会那么爱吃甜食了。突然爱上甜食，可能是脾脏机能退化的征兆。

2. 爱吃酸味：首先联想到的就是怀孕，这是由于体内激素变化而改变口味。胆道功能和肝功能不佳，也会偏爱酸味。

3. 爱吃苦味：苦味入心脏，当心脏机能衰退的时候，会突然变得"能吃苦"或"爱吃苦"。

4. 爱吃咸味：口味重，爱吃咸味的人，可能是体内缺碘。口味过咸会有损肾脏，造成高血压。

5. 爱吃辣味：阴阳五行说中有辣入肺的说法，即如果想吃辣的食物，则表示肺脏的气过虚。已有科学资料显示，口腔癌癌前病变的前兆——口腔白斑，正是因为喜吃烫、辣食物而致。

6. 爱吃香蕉：香蕉中钾质含量丰富。当你特别想吃香蕉时，说明你的身体缺钾。当感到压力大、紧张时，我们的新陈代谢就会加快，因而使钾的水平下降。钾含量高的香蕉，正好作补充。

7. 爱吃冰淇淋：冰淇淋是乳制品，含有钙质，砂糖含量很高，低血糖患者和嗜吃甜食的人，很难抵挡它的诱惑。

8. 爱吃咸鱼：因咸鱼中含有高盐分，人体肾脏在排除这些过高的盐分时，负担非常重。爱吃咸鱼的人应注意肾脏病、高血压。肾脏不好的人最忌讳吃得太咸，对咸鱼，能不碰就不碰。

9. 爱吃泡菜：泡菜又酸又咸，胆、肝和肾脏功能不佳的人，可能对泡菜特别喜欢。

寒凉与温热体质需要不同的食补养颜方

温热为阳，寒凉为阴，只有将食物的温热寒凉因人、因时、因地地灵活运用，才能使人体在任何时候都能气血充足、阴阳平衡，女人才能拥有红润水灵的肤色。

身体内寒气较重、气血两亏的虚弱之人不分季节，要多吃温热性质的食物，如牛肉、羊肉、洋葱、韭菜、生姜等，这样身体才会产热，使机能兴奋、增强活力、血脉畅通。现代人吃的食物普遍性凉，又大量使用空调等降温，所以99%都属于寒凉体质。

如果身体内热大，精力旺盛，就不用吃太多温热性质的食物，吃多了会燥热、上火，机体过于亢奋，所以要适当选用一些寒凉的食物来进行平衡。

寒凉和温热的体质需要注意不同食物的属性，从而有侧重地进行食补。那怎么才知道自己是寒凉体质还是温热体质呢？比较简单的检测方法是：若感到喝热水舒服，大体属寒证。一般来说，虚寒体质的人基础代谢率低，体内产热量少，四肢即便在夏季也是冷的，他们面色较常人白，很少口渴，也不喜欢接触凉的东西，包括进空调房间。若感到喝凉水舒服，大体属热证。实热体质的人代谢旺盛，产热多，经常脸色红赤，口渴舌燥，喜欢吃冷饮，易烦燥，常便秘。

下面将常见食物按温热、寒凉性质分类列出来，供大家参考：

谷类饮食

性平：大米、玉米、青稞、米皮糠（米糠）、番薯（山芋、红薯）、芝麻、黄豆、饭豇豆（白豆）、豌豆、扁豆、蚕豆、赤小豆、黑大豆、燕麦。

性温：糯米、黑米、西谷米（西米）、高粱。

性凉：粟米（小米）、小麦、大麦、荞麦、薏苡仁、绿豆。

肉类饮食

性平：猪肉、猪心、猪肾、猪肝、鸡蛋、鹅肉、驴肉、野猪肉、刺猬肉、鸽肉、鹌鹑、乌鸦肉、蛇肉、蝗虫（蚂蚱）、阿胶（驴皮胶）、牛奶（微凉）、酸牛奶、人奶、甲鱼（微凉）、龟肉（微温）、干贝、泥鳅、鳗鱼、鲫鱼、青鱼、黄鱼、乌贼鱼、鱼翅、鲈鱼、银鱼、鲥鱼、鲤鱼、鲳鱼、鲑鱼、鲨鱼、橡皮鱼、海参（微凉）。

性温：黄牛肉、牛肚、牛髓、狗肉、猫肉、羊肉、羊肚、羊骨、羊髓、鸡肉（微温）、乌骨鸡、麻雀、野鸡肉、鹿肉、熊掌、蛤蚧（大壁虎）、獐肉（河鹿肉）、蚕蛹、羊奶、海马、海龙、虾、蚶子（毛蚶）、淡菜（水菜）、鲢鱼、带鱼、鳊鱼、鲶鱼、刀鱼、混子鱼、鲦鱼（白条鱼）、鳟鱼、鳝鱼（黄鳝）、大头鱼。

性凉：水牛肉、鸭肉、兔肉、马奶、蛙肉（田鸡）、鲍鱼。

性寒：鸭蛋（性微寒）、马肉、水獭肉、螃蟹、海螃蟹、蛤蜊（沙蛤、海蛤、文蛤）、牡蛎肉、蜗牛、蚯蚓、田螺（大寒）、螺蛳、蚌肉、蚬肉（河蚬）、乌鱼、章鱼。

果类饮食

性平：李子、花红（沙果）、菠萝、葡萄、橄榄、葵花子、香榧子、南瓜子、芡实（鸡头果）、莲子、椰子汁、柏子仁、花生、白果、榛子、山楂、板栗。

性温：桃子、杏子、大枣、荔枝、桂圆肉、佛手柑、柠檬（性微温）、金橘、杨梅、石榴、木瓜、槟榔、松子仁、核桃仁、樱桃。

性凉：苹果（性微凉）、梨、芦柑、橙子、草莓（性微凉）、芒果、枇杷、罗汉果、莲子心、百合。

性寒：柿子、柿饼、柚子、香蕉、桑葚、洋桃、无花果、猕猴桃、甘蔗、西瓜、甜瓜（香瓜）。

菜类饮食

性平：山药、萝卜（微凉）、胡萝卜、包菜、茼蒿、大头菜、青菜、母鸡头、豆豉、豇豆、土豆、芋头、洋生姜、海蜇、黑木耳（微凉）、香菇、平菇、猴头菇、葫芦。

性温：葱、大蒜、韭菜、芫荽（香菜）、雪里红、洋葱、香椿头、南瓜。

性热：辣椒。

性凉：西红柿（微凉）、旱芹、水芹菜、茄子、油菜、茎蓝、茭白、苋菜、马兰头、菊花脑、菠菜、金针菜（黄花菜）、莴苣（莴笋）、花菜、枸杞头、芦蒿、豆腐（豆腐皮、豆腐干、豆腐乳）、面筋、藕、冬瓜、地瓜、丝瓜、黄瓜、海芹菜（裙带菜）、蘑菇、金针菇。

性寒：慈姑（微寒）、马齿苋、蕹菜（空心菜）、木耳菜（西洋菜）、莼菜、发菜（龙须菜）、蕺菜、竹笋（微寒）、瓠子、菜瓜、海带、紫菜、海藻、地耳、草菇、苦瓜、荸荠。

其他饮食

性平：白糖、冰糖（微凉）、豆浆、枸杞子（微温）、灵芝、银耳（微凉）、燕窝、玉米须、黄精、天麻、党参、茯苓、干草、鸡内金、酸枣仁、菜油、麻油、花生油、豆油、饴糖（麦芽糖、糖稀）。

性温：生姜、砂仁、花椒、紫苏、小茴香、丁香、八角、茴香、酒、醋、红茶、石碱、咖啡、红糖、桂花、松花粉、冬虫夏草、紫河车（胎盘）、川芎、黄芪（性微温）、太子参（微温）、人参、当归、肉苁蓉、杜仲、白术、何首乌（微温）。

性热：胡椒、肉桂。

性凉：绿茶、蜂蜜、蜂王浆、啤酒花、槐花（槐米）、菊花、薄荷、胖大海、白芍、沙参、西洋参、决明子。

性寒：酱油、面酱、盐、金银花、苦瓜茶、苦丁茶、茅草根、芦根、白矾。

第八章　饮食不可不卫生

——细节决定成效

吃新鲜卫生的食物

现在什么都讲究个“与时俱进”，一些民间谚语也是如此，我认为最有必要改正的就是懒汉们常用来做挡箭牌的那句话——不干不净，吃了没病。今时不同往日，过去的食物就算不干净，也只是沾了一些灰尘，即使吃进去也不至于造成太严重的后果。可是，在各种污染日趋严重的今天，如果还一如既往地奉行“不干不净，吃了没病”，就是对自己身体极大的不负责任。俗话说，病从口入，许多慢性疾病就是由于不注意饮食卫生而引起的。

一个健康人一生需要从自然界摄取大约60吨食物、水和饮料。人体一方面从这些饮食中吸收利用本身必需的各种营养素，以满足生长发育和生理功能的需要；另一方面又必须防止其中的有害因素诱发食源性疾病。

食物放置时间过长就会引起变质，可能产生对人体有毒有害的物质。另外，食物中还可能含有或混入各种有害因素，如致病微生物、寄生虫和有毒化学物等。吃新鲜卫生的食物是防止食源性疾病、实现食品安全的根本措施。

新鲜食物是指存放时间短的食物，例如收获不久的粮食、蔬菜和水果，新近宰杀的畜肉、禽肉或刚烹调的饭菜等。储存时间过长就会引起食物的内在质量及感官品质的变化，即食物变质。导致食物变质的主要原因有微生物的生长繁殖、化学反应以及食物自身的代谢作用。某些水果和蔬菜放置一定时间后可以发生糖化作用。使酸涩味变小而甜度增加，这种有意识储存引起的良性改变不属于食物变质的范围。

食物变质可以产生不同的结果：一类是对人体相对无害的变质，例如外观、结构和香味的变化，某些营养素的消耗等；另一类则是对人体有害的变质，如某些微生物、霉菌大量生长繁殖产生毒素，或某些食物中的油脂氧化而酸败，或某些食物发生分解产生有害成分等，这一类变质常常产生有毒有害物质。提倡选用新鲜食物，主要为了防止后一类食物变质引起的健康危害。在条件许可的情况下，即使食物没有发生有害于健康的变化，也应选用新鲜的、色香味俱佳的食物。采购新鲜卫生的食物是摄入新鲜事物的第一关。

1. 认准市场和品牌

一般来说，大型商场和连锁超市为了长久发展而比较重视自身的声誉，将食品质量和卫生要求放到重要的位置，相对于传统的菜市场、小摊贩而言，他们在食品卫生方面具有较好的安全性。

随着食品生产企业的竞争和发展，在各种食品的生产领域形成了一些有名的品牌。这些企业比较注重而且有条件控制产品的质量。同时，名牌企业还更多地接受着政府和消费者的监督。因此购买品牌食品，卫生质量较有保障。

2. 注意食物包装的标识

按照国家要求，预包装食品必须在包装标识或者产品说明书上标出品名、配料、产地、厂名、生产日期、规格、保质期限、食用方法等内容。消费者购买时需要留心查看上述内容，特别应注意有无保质期和生产单位，不要选购所谓的“三无”产品及超过保质期的食品。

散装食品容易受到污染，采购时需要更多的注意卫生问题。

3. 正确认识食品添加剂,警惕非法添加物

按照国家标准合理使用食品添加剂,对于防止微生物污染、延缓食品变质以及改善食品的感官性状具有重要意义。所以不应该简单排斥一切食品添加剂。需要警惕的是有些企业违反国家规定,过量或滥用食品添加剂,误导消费者。还有一些不法分子,在食品中加入有毒有害的非法添加物,危害消费者身体健康。因此,在采购食物时应注意色香味的鉴别。例如。看起来特别白净鲜亮的鱼虾、毛肚、鱿鱼等产品或许用甲醛浸泡过;烧、烤、酱等肉类制品若有诱人的鲜红色,要提防使用了过量的亚硝酸盐;过于鲜艳的辣椒红色或蛋黄红色可能加入了苏丹红;颜色很白或口感过分筋道的面食,则可能添加了过量的增白剂或增筋剂。

不要再把"不干不净,吃了没病"这句话挂在嘴边上了,为了身体健康,为了家人的幸福,请大家一定要注意饮食卫生。

妙招去除蔬菜自身毒素

盐水毛豆,在夏季很受人们欢迎。但毛豆在煮的过程中如果没有熟透的话就会产生一种毒素,吃多了之后会恶心、呕吐、腹泻。与毛豆有同样问题的还有以下几类食品,我们在加工的时候一定要小心。

豆类:如四季豆、红腰豆、白腰豆等,它们都含有植物血球凝集素,如果煮得不熟,会导致人中毒,出现恶心、呕吐、腹泻等症状。研究发现,半生半熟的红腰豆,豆内毒素反而会更高,因此必须煮得熟透才能吃。

竹笋:含有一种叫生氰葡萄糖苷的毒素,食用前应将竹笋切成薄片,

彻底煮熟后再食用。

鲜黄花菜:含有有毒物质——秋水仙碱,如果买的是新鲜的黄花菜,食用前最好先用开水焯一下,然后用清水多浸泡、冲洗一会儿;当然,也可以直接购买干制黄花菜。

马铃薯:误食青色、发芽的马铃薯后会出现口腔灼热、胃痛、恶心、呕吐等症状,因此不要购买这类马铃薯。

此外,未成熟的青西红柿、已经腐烂的南瓜、冻过的生姜都有可能使人中毒、致癌,千万不要误食。

杀虫剂残留:超标所造成的肌体侵害

近年来农药超标已经成为百姓餐桌上的一大突出问题。现代农业已经习惯于各种化学品比如化肥、杀虫剂、除草剂的应用,依靠着这些"得力助手",生产出了越来越多的粮食,但是它们带来的危害足够抵消给我们带来的惊喜。杀虫剂的使用,剥夺了土地中后续用以生产有质量的庄稼的营养成分,也降低了食物的营养量,当然它还带来了另外一个可怕的后果,杀虫剂的残留给我们的肌体带来了危害。

全球每年数十亿人在间接"吃农药"

过去三十几年来,帕金森病、早老性痴呆以及运动神经疾病等大脑功能紊乱性疾病造成的死亡人数大幅上升。一些科学家认为这和农药的使用有关系。目前全球农作物中的农药残留已成为严重威胁人类健康的"隐形杀手",每年均有数十亿人不同程度受到农药的间接毒害。研究表明,蔬菜中残留农药在人体内长期蓄积滞留会引发慢性中毒,其主要是通过生物浓缩、蔬菜残留两个途径对人体健康带来潜在威胁,以致诱发许多慢性病症,如心脑血管病、糖尿病、癌症患者的大量增加无不与食用农药残留蔬菜有直接关系。农药在人体内的蓄积,还会通过胚胎和人乳传给下一代,殃及子孙后代的健康。

不声不响影响人体健康的杀虫剂

杀虫剂残留物会持续存在食物链中,透过生物累积浓缩进入脂肪组织。

人体如果暴露在低剂量的有机磷杀虫剂下,会造成腹泻,影响情绪及神经组织的变化。长期持续暴露在低浓度的杀虫剂中会使农民患癌症的危险性增加,更会损害生殖系统,新生儿的早产和初生时体重的增加也和杀虫剂残留有某种联系。

菲律宾大学医学院的一名教授指出,由于女性身上的脂肪组织比男性多,因此如果长期暴露在有杀虫剂毒素的环境下,体内储存的毒素也会更多。杀虫剂可造成妇女不孕、习惯性流产、死胎以及出生缺陷;对男性而言,杀虫剂可造成特定的生殖器癌症以及精子减少等。

法国国家卫生与医学研究所专家曾对阿根廷一个杀虫剂使用非常频繁的重要农业产区进行了研究。他们对该地区189个不育男子的精液进行了化验,结果发现,这些男子精液中的精子数量和活力均远远低于正常水平。进一步研究显示,这些男子的激素分泌受到了严重干扰。究其原因,杀虫剂弥漫在空气中,其有害物质首先直接作用于睾丸,从而导致受害者激素分泌失衡,并最终影响整个生殖系统,造成男子精液质量下降或不育。

杀虫剂还会污染地表的水质及地下水,破坏自然资源,危害我们的健康。

超市并非绝对安全场所

2006 年 6 月 12 日,国际绿色和平环保组织在广州公布:“在本市三家大型连锁超市所销售的蔬菜和水果中,超过 8 成半含有农药残留,2 成半含非法农药残留;其中,在某超市抽取的一砂糖橘中更是检出 8 种残留农药,包括 3 种禁用农药。尤为令人担忧的是,一种剧毒农药甲基对硫磷的残留量超过国家标准 40 倍。”在随机抽取的样本中检出如此大量的农药残留,表明国内蔬果农药残留形势十分严峻,消费者的健康受到严重威胁。由此可见,超市里的食品看似来源正规,实际上防止果蔬农药残留远没有人们想象的简单!

在目前蔬菜生产中,不少菜农由于缺乏科学施用农药知识,滥用农药的现象很严重:例如,对未成熟的杏喷洒农药,为的是防止害虫给水果表面留下“黑斑”;对大棚里的生菜、黄瓜和番茄定期喷洒农药,为的是防止粉虱和红蜘蛛啮咬。除此之外,有的菜农为了争取蔬菜早上市,卖个好价钱,还采用早熟技术,使用化学制剂、激素类物质,促使蔬菜超越某个生长阶段和环节催熟。如番茄本来不到成熟期,喷洒药剂就会提前 7 ~ 10 天变红。有的菜农违反施用农药后安全期的规定,提早面市出售。这样一来,就导致了蔬菜产品中农药残留量超出国家规定标准,不仅使生态环境受到污染,更严重的是损害了消费者的身体健康。

除此之外,化学农药施用以后,大部分由于风吹雨淋、日光分解和高温挥发等逐渐消失。但仍有一部分粘附在农作物的叶片上,被吸收或渗入植物体内;一部分渗入土壤和水中,又被植物的根部摄取,进入植物体内;一部分散布到大气中,随雨水进入到土壤和水中,被水生生物吸收。这些被植物、水生生物、鱼类、禽、畜等摄入体内的有毒农药,也被称为农药残留。残留的农药可通过食物链逐步聚集,并通过粮食、蔬菜、水果、鱼虾、肉、蛋、奶等食物进入人体,造成危害。

小心农药残留的“鸡尾酒效应”

农药叠加使用后会产生加性或协同效应，也称鸡尾酒效应，即三种或三种以上农药的混合效应，往往超过其中各种农药单独效应的总和。也就是说，将三种不同农药残留物同时吃下肚对身体造成的危害，比单独一种残留物高100倍。英国利物浦大学毒物学家认为，几种不同化学品混合在一起给身体带来的影响要比把各种农药的影响叠加起来大得多。人们把能对人的身体造成危害的农药数量的千分之一作为农药残留物的最低标准，但在鸡尾酒效应下，这一标准很快就被打破了。有些地方对农作物喷洒多达36种不同农药，其中有些是属于吸收性质的，清洗和削皮都无济于事。因此，一份包括鲑鱼、黑面包、胡萝卜、生菜、苹果和草莓看上去营养十分丰富的菜肴，很可能就会让你同时吃下去100多种农药残留物。

别稀里糊涂把毒吃进嘴里

多数蔬菜的生长周期并不长，在种植过程中需多次施用农药。在这些农药中以有机磷杀虫剂居多，如甲胺磷、氧化乐果、甲基对硫磷等，有机氯农药也占据了一部分。无毒的绿色食品诚然是个不错的主意，但是，高昂的价格和有限的供应渠道，使许多人吃不到健康的有机食品。

那么我们是不是束手无策了呢？也不是，下面的方法或许有用：

(1)浸泡和冲洗

杀虫剂在水中溶解性低，用清水浸泡20～30分钟，然后用流动水冲洗干净。当然浸泡的时间也别太长，长时间浸泡会使水中残留农药浓度增大，如果不用流动水冲洗反而会使得浓度较高的残留农药重新吸附在果蔬表面。

(2)利用碱水

有机磷杀虫剂能较好地溶解在碱性水中，并在碱性条件下迅速分解，因此可以将果蔬在碱水中浸泡 10 ~ 15 分钟，然后用流动水冲洗 2 ~ 3 遍。

下厨前要把自己收拾干净

相信很多人都有在饭菜中吃出头发的经历，虽然对身体没有什么实质性的危害，但仍是一件让人感觉极不舒服的事情。为了让家人每顿饭都吃得舒心，我们应该重视下厨前的个人卫生。下厨时换一身在厨房穿的衣服。衣服要简便、易清洗，最好每天穿完后就洗一下。另外，做饭时我们可以戴一顶帽子。要知道，作为经常下厨的家庭主妇，你自身的健康、卫生在很大程度上可以有效地避免食物受到污染。

那么，为了保证食物安全、卫生，主妇们在个人卫生方面要做好哪些工作呢？

注意服装的洁净卫生：下厨房时穿的服装越干净，食物受到污染的可能性就越小，食物的安全就越有保证，所以主妇们一定要注意服装的洁净卫生。另外，下厨时要罩住头发，这样可防止头发和头屑落入食物中。

预先洗手：手上有大量的细菌，因此在做饭前一定要注意清洗干净。

避免一些小动作：我们的双手会在不知不觉中有很多的小动作，如擦鼻子、抓弄头发、触摸口部、抓痒，这些动作若与做饭联系在一起，就有相互污染的风险。因此，我们在做饭时应避免这些小动作，若发觉有这些动作应立即洗手，不要怕麻烦。

打喷嚏、咳嗽时应避开食物并遮住口鼻：健康人的鼻喉中也有微生物，有时甚至有病原微生物。所以，打喷嚏、咳嗽时应避开食物，并应使用纸巾遮住口鼻，然后把纸巾扔在专用垃圾桶内，事后应洗手。

最好不要戴首饰：戒指、手链等饰品，在做饭前最好取下来，因为这些首饰会妨碍你彻底清洁手。此外，首饰有可能掉入食品中，是一种潜在的危险。

患有传染病的人不能下厨：患有传染病的人下厨，很可能将病原菌污染到食物上，通过食物传播给家人。所以，患有下列疾病的人不能处理食物：喉病、肠胃不适（腹泻或呕吐）、皮肤感染（如烫伤、暗疮发炎、出疹等）、发热或发冷、黄疸、耳眼鼻溢液等。在患病期间，可让家里其他人做饭。千万不要带病下厨，这样既累着了自己，对家人也没有好处。

面对食品安全危机，怎样独善其身

在面对食品安全问题时，请你一定要在饮食上"洁身自好"，加强自我保护意识，尤其是家庭主妇们，因为全家人的饮食都是由她们来掌握的。要想在饮食安全上独善其身，最重要的是要谨遵"四防"原则。

一防"不正规"。80%以上的不合格食品都出自于不规范的小企业、小作坊，他们的食品生产加工门槛低、设备简陋、条件差，这些不正规的厂家生产的食品一定要尽量避免选购。要选正规企业的知名品牌，不要贪便宜去小摊小贩那里买。

二防"怪异"。有些食物卖相出奇地好，或是卖相很怪异，比如长得出奇地大，或颜色十分鲜艳夺目。这样的食品很有可能有"猫腻"，比如十分鲜艳的果脯可能色素添加超标，特别瘦的肉可能添加了瘦肉精，过分白的米、面可能被漂白过，过分大的草莓可能是被催大的，过分粗壮的无根豆芽可能加过化学品，异常红的鸭蛋黄可能添加了苏丹红……我们在采购食品时，要注意提防那些异常的、不自然的食品，不要过分追求卖相，否则买到有毒食品，害你没商量。

三防“散装”。散装食品最容易出问题，因为没有包装，看不到生产日期、保质期和生产厂家等标识，特别容易出现质量安全问题，所以尽量别选择散装食品。

四防“低价”。有些食品生产企业利润比较低，为了提高利润，往往会不择手段压低原材料成本。而经销商、批发商也可能会不负责任地采购低价食品，用低价策略来吸引消费者。所以，如果看到过分低于正常价格的食品，我们可要多留个心眼，比如特别便宜的鸡肉、鸭肉，可能是用死家禽加工制作的。另外，当某一种食品在自然界中的产量很少，但是市场上数量又很多时，你可就要小心了，因为你有可能一不留神就会买到假冒伪劣的东西。所以，购买时不要追求特别廉价的食物，否则有可能省了小钱，却危害了健康，得不偿失。

第九章　饮食营养很关键

——怎样吃才算不白吃

炒菜的汤汁要不要扔

菜肴烹调之后，总会在盘子里留下一些汤汁。这些汤汁，到底是喝还是不喝呢？

按照某些饮食健康书上的说法，菜汤是一定要喝掉的。理由很简单，里面溶解了好多生素 C！比如说，叶酸就易溶于水，还有维生素 B_2 也很喜欢水。一些类黄酮物质也能溶于水中。这些都是绿叶菜里面比较丰富的好东西。如今生活富裕了，菜汤里面总会有不少油，这些油里又溶解了胡萝卜素、叶黄素、维生素 K 等成分，也都是好东西。

可是，书里还说，好多蔬菜里都含有草酸，妨碍钙的吸收，它也容易溶解在水里，那肯定也会流到菜汤里面。还有亚硝酸盐，也都可能留在菜汤里。人们当然不想多吃这些东西。

为了营养，好像应当把菜汤喝掉；但为了安全，好像还是应当把菜汤扔掉。这是不是个两难的选择呢？和烹调方法一样，我们还是要做利害分析，争取选一个相对而言最有利的做法。

如今，家家炒菜时都特别舍得放油，菜汤中通常都汪着油，至少飘着不少油花吧？北方人吃菜咸，菜汤里面也含有不少盐分，一般来说比菜本身味道还要重点。所以说，如果担心长胖，又担心血压升高，那么，这种菜汤还是不喝的好。至于营养素的损失，不必那么放在心上。

如果说点专业词汇的话，可溶性营养素的溶解应当遵循渗透平衡的原理。炒一盘菜之后，菜里面和汤里面的营养素浓度最后会达到平衡。那么，盘子里是菜多还是汤多呢？当然是菜多了。剩下的汤毕竟只有盘子底儿那么点,去了油就更少。所以,营养素主要还是在菜里面呢,汤里那一点损失了也不必特别可惜。

按大多数家庭的情况来说,倒是少吃点油和盐更要紧些。因为如今油水太足,胖人太多;菜多饭少,盐分超标,高血压也日益普遍了。

虽说道理如此,那为什么书上说汤一定不能扔呢?其实,书上的说法也有道理,不过是很多年前的看法罢了。一方面,过去人们吃菜很少,吃饭很多,营养素不足的现象相当严重。这时候有一点点营养素浪费掉,大家都舍不得。再说菜本来就不够吃,当然连汤喝掉才过瘾。另一方面,过去人们做菜放油很少,没有发胖的问题;放盐倒是不少,甚至有时候加点水煮熟,会产生大量的菜汤,全扔掉也的确有些可惜。

当然,凡事都不是绝对的。如果炒菜之前已经用水焯过一次,去掉了草酸、亚硝酸盐和农药,然后炒的时候油和盐也比较少,那么菜汤喝掉是无害的。

每个家庭都需要一把控盐勺

开门七件事,柴米油盐酱醋茶,这是以前中国人生活的真实写照。现在,生活在城市中的人再也不必烧柴了,但其余六件事,还是必不可缺的。其中非常有必要说说的,第一个就是盐。

盐号称"百味之祖",食盐的主要成分是氯化钠,它给我们的表面感觉是"咸"。无论何种菜肴,大多以咸作基础味,是食盐让我们享受到了美味佳肴。而氯化钠中的钠元素是我们体内不可缺少的一种化学元素,我们体内存有6200~6900毫克的钠。广泛存在于体内各种组织器官内,调节体内水分，增强神经肌肉兴奋性，维持酸碱平衡和血压正常功能。人体需要的钠主要从食物和饮水中来，食盐、酱油、味精、酱和酱菜、腌制食品等都可以提供较多的钠，肉类和蔬菜也可以提供少部分钠。正常成人每天钠需要量为2200毫克，我国成人一般日常所摄入的食物本身大约含有1000毫克钠，需要从食盐中摄入的钠为1200毫克左右，因此，实际在每天食物的基础上，摄入3克食盐就基本上达到人体钠的需要，由于人们的膳食习惯和口味的喜爱，盐的摄入都远远超过3克的水平。

中国营养学会建议健康成年人一天食盐（包括酱油和其他食物中的食盐量）的摄入量是6克，虽然世界卫生组织在2006年提出了每人每日5克的建议。鉴于我国居民食盐实际摄入量与目前6克的建议值有较大差距，因此仍然维持目前建议值。2002年中国居民营养与健康状况调查资料显示，我国居民平均每人日食盐的摄入量为12克，城市10.9克，农村12.4克。酱油平均为8.9克，城市10.6克，农村8.2克。虽然比1992年略有下降，但远高于6克食盐的建议量，引发慢性病的危险性仍然存在。

高血压流行病学调查证实，人群的血压水平和高血压的患病率均与食盐的摄入量密切相关。我国居民高血压患病率北方高于南方，农村平均血压高于城市。而食盐摄入量与其相一致，也是北方高于南方，农村高于城市。

临床高血压的干预治疗证实，当食盐摄入增加时，血压就升高。如每天食盐摄入量减少2.4克，健康人的平均收缩压可下降0.3千帕（2.3毫米汞柱），舒张压可降低0.19千帕（1.4毫米汞柱）；而高血压患者的收缩压平均可降低0.77千帕（5.8毫米汞柱），舒张压可降低0.33千帕（2.5毫米汞柱）。表明食盐摄入量的多少直接影响着血压水平。

50岁以上的人和有家族性高血压的人，其血压对食盐摄入量的变化更为敏感，膳食中的食盐如果增加或减少，血压就会随之改变。高盐饮食还可以改变血压昼高夜低的变化规律，变成昼高夜也高，发生心脑血管意外的危险性就大大增加。超重和肥胖者的血压对食盐更敏感。据统计，我国居民高血压患病率 2002 年比 1992 年上升 31%，高血压患者已达1.6 亿，平均每年增加 300 万人。为了预防这种危害严重的慢性病，倡导清淡少盐膳食已经成为当务之急。

那么，如何减少食盐摄入量呢？

首先要自觉纠正口味过咸而过量添加食盐和酱油的不良习惯，对每天食盐摄入采取总量控制，用量具量出，每餐按量放入菜肴。一般 20 毫升酱油中含有 3 克食盐，10 克黄酱含有 1.5 克食盐，如果菜肴需要用酱油和酱类，应按比例减少其中的食盐用量。

习惯过咸味食物者，为满足口感的需要，可在烹制菜肴时放少许醋，提高菜肴的鲜香味，帮助自己适应少盐食物。

烹制菜肴时如果加糖会掩盖咸味，所以不能仅凭品尝来判断食盐是否过量，应该使用量具更准确。

此外，还要注意减少酱菜、腌制食品以及其他过咸食品的摄入量。

饭前喝汤，苗条健康

按照大部分地方的传统，汤是后上的。吃了大量咸味菜肴之后，人们难免感觉有点干渴。此时喝上一两碗汤，会觉得比较舒服。可是，餐馆中的汤也一样含有油和盐，长期可造成血压血脂上升。

可不要小看汤里面的盐，一般标准，汤里的盐分是 1%。如果喝一碗汤，就是 200 毫升，其中含有 2 克盐呢！我们每天推荐摄入的盐量只有 6 克而已，喝三碗汤已经超标了，何况还吃了那么多菜，而菜里面的盐通常比汤还要多。所以，凡是需要控制盐的高血压患者、糖尿病患者和心血管疾病患者，都要少喝或不喝咸味的汤，最好在用餐感觉渴的时候喝茶。

研究证明，餐前喝汤，可以让人用餐时少吃 15% 的食物。如果长期坚持，对预防肥胖有所帮助。如果用餐同时喝汤，就没有这样的作用。

饭前喝汤，苗条健康。广东人就是最好的例子。广东人特别爱喝汤，一喝汤神经反射到大脑，而大脑有食欲中枢，饭前喝汤会使食欲中枢兴奋性下降，食量就自动减少 1/3，而且吃饭变慢，所以广东人一般身体比较苗条。北方人常吃饱饭后喝汤，将胃撑得很大，又加上很多汤汤菜菜，所以越喝越胖。

饭前喝汤不仅可以减肥，还有很多有利于健康的地方。从口腔、咽喉、食管到胃，犹如一条通道，是食物的必经之路。吃饭前，先喝几口汤或进一点水，等于给这段消化道加了点“润滑剂”，能使食物顺利下咽，可防止干硬食物刺激消化道黏膜。若饭前不喝汤，吃饭时也不进汤水，则饭后会因胃液的大量分泌使体液丧失过多而出现口渴。这时喝水，反而会冲淡胃液，影响食物的消化和吸收。所以，有营养学家认为，养成饭前进点汤水的习惯，还可以减少食管炎、胃炎等的发生。

当然，说饭前喝汤有益健康，并不是指喝得多就好，要因人而异。总之，进汤以胃部舒服为度，饭前饭后切忌“狂饮”。

喝饮料也是一样，进餐前 20 ~ 30 分钟喝饮料，可以减少食量；而如果同时喝饮料，就没有控制食欲的作用。

而吃饱了之后再喝汤或喝饮料呢？因为汤里面有油脂，饮料里面有糖，反而会额外增加能量，使人更加容易发胖。

喝汤的时候，还要注意是什么样的汤。凡是眼睛能看到油花的汤，都会增加脂肪含量。表面飘着一层油的汤，自然更是如此。

但是，需要特别小心的汤，就是那些看不到油的“奶汤”。乳白色的汤，是由于水中有很多微小的油滴悬浮其中，光线散射作用所致。厨师都知道，要烧出奶汤来，就需要用油来煎富含可溶性蛋白质的材料，然后大火滚沸，让蛋白质包裹着油滴均匀地分散在水里，才能呈现乳白色。所以说，汤呈乳白色，就表明含有不少的油脂。这样的汤虽然十分美味，需要控制体重、控制血脂的人应当少喝。

气味是营养信号，闻着好就是“对你的身体好”

食物和药物一要讲究“气”，二要讲究“味”。因为在中医看来，食物和药物都是由气味组成的，而它们的气味只有在当令时，即生长成熟符合节气的时候，才能得天地之精气。《黄帝内经》中有一句名言叫做“司岁备物”，就是说要遵循大自然的阴阳气化采备药物、食物，这样的药物、食物得天地之精气，气味淳厚，营养价值高。

气味影响食物口味

研究发现，有气味的化合物都是和营养物质有关的。这些有气味的化合物是西红柿、苹果、草莓、面包、干酪、葡萄酒和啤酒气味的重要成分。在这些食品中，口味更好的往往是那些对健康更有益的，污染更少的。

研究人员认为，许多香料产生的气味成分都有益健康。比如生姜中的姜黄素就是一种抗氧化剂，洋葱、大蒜、迷迭香、丁香、芥末、红辣椒和百里香等植物发出的气味含有杀菌剂。

食物的气味应该引起更多的重视，因为它们是影响食物口味的主要因素。人的舌头只能感觉出五种味道：甜、酸、咸、苦和鲜，而气味为食物增加了重要的信息。

而美国芝加哥嗅觉与味觉治疗和研究基金会的发起人赫什博士则发

现,一些食物香味能够抑制人们的食欲。人体嗅觉器官在对进入鼻腔的气味进行过滤和分析后,会将信息立即传递到脑中控制饥饿感的部分,从而直接影响大脑对饥饿程度的判断。与此相比,从消化系统传递到大脑的信息则要慢得多。所以,在感觉饥饿与否的问题上,鼻子要比肚子反应更快,更有效。

有些食物的气味是男性的“春药”

芹菜:芹菜的特殊气味,能促进人的性兴奋,西方称之为“夫妻菜”,曾被古希腊的僧侣列为禁食。

甘草:甘草精自古以来就被当做促进性欲的秘方,其是从甘草的黄色根的汁里提取出来的。它包含15%的甘草亭酸,10%的糖和20%的淀粉、橡胶和苦味剂。这种甜甜的气味对男人的性欲有促进作用。

红辣椒和生姜:红辣椒和生姜等辛辣食物的气味可以有效地改善血液循环,刺激神经末梢,从而提高性生活的快感。

牡蛎、鱼子酱:牡蛎和鱼子酱的气味和女人的性气味相似,略带腥咸味,极易撩拨起男性的性欲。

吃四条腿的不如吃两条腿的

现在的营养学研究证明:吃畜肉不如吃禽肉,吃禽肉不如吃鱼肉。畜肉中,猪肉的蛋白质含量最低,脂肪含量最高,即使是你以为不含脂肪的瘦肉,其中看不见的隐性脂肪也占28%。禽肉是高蛋白、低脂肪的食物,不仅总的脂肪含量低,所含脂肪的化学结构更接近橄榄油,主要是不饱和脂肪酸，可以保护我们的心脏。而以油脂的含量来说，四条腿的动物（猪、牛、羊等）多于两条腿的动物（鸡、鸭等），两条腿的动物又多于没有腿的动物（海鲜）。总的来讲，没腿的、少腿的比多腿的营养价值要高，所以尽量多吃少腿的。

四条腿的动物肉少吃点

所谓“四条腿”的，主要是指猪肉、牛肉、羊肉，也被称做红肉。这些肉类中蛋白质含量较高，但其脂肪以饱和脂肪酸为主。大家知道，脂肪高和饱和脂肪酸高会影响人体健康，包括易患心脑血管疾病和某些癌症。根据世界卫生组织对 22 个国家的调查表明，凡是脂肪摄入量高的地区，居民的冠心病发病率和死亡率都高。

在四条腿的动物中，猪肉脂肪酸多为饱和脂肪酸，不饱和脂肪酸的含量很低。饱和脂肪酸容易使胆固醇在冠状动脉血管壁上沉积。因此，某些需要限制脂肪酸摄入量的心血管、高血脂病患者，千万不要以为吃“瘦肉”就是安全的。

而且医学研究资料指出，红肉中的一些物质与结肠致癌的发生有密切关系。欧洲科学家对将近 50 万成人开展研究后发现，每天吃两份牛肉、羊肉、猪肉或者火腿和咸肉等红肉制品者，罹患肠癌概率增加三分之一。高危险人群是每天食用红肉超过 160 克的人。

英国的研究人员称，对中老年妇女来说，即使每天只吃少量的红肉，她们患乳腺癌的概率也会大幅增加。他们对 3.5 万名 35～69 岁的妇女进行了 8 年的跟踪研究，研究发现对于中老年妇女来说，即使每天只吃 57 克红肉，她们患乳腺癌的概率也会增加 56%。对于过了绝经期的妇女来说，她们面临的危险更大。这是因为饱和脂肪酸会导致胰岛素水平上升，而女性胰岛素水平上升有可能加快乳腺癌细胞的发育。

为健康，尽量吃“腿”少的食物

所谓“两条腿”的，主要是指鸡、鸭、鹅、鹌鹑、鸵鸟等禽肉，其不饱和脂肪酸含量较大，又易于消化、吸收，是良好的肉类食品，被称作白肉。

人类对脂肪总是不放心，常常处于一种两难的境地，特别是随着生活水平的不断提高，人们开始更多地担心过量摄入脂肪会不会对身体健康有害。科学家对此的回答是肯定的。但据法国专家对该国西部加斯科地区居民食谱的分析发现：禽类脂肪与猪、牛、羊的脂肪不同，其所含有的成分更接近橄榄油。当地居民的脂肪摄入量是法国其他地区的两倍、是美国人的50倍，但死于心脏病的比例仅为1:1250。其奥秘就在于，这里的居民进食的脂肪大多来源于鹅、鸭等禽类，这不仅无害于心脏，而且还具有保护作用。

当然，在进食白肉时，烹饪方法要科学，尽量清蒸或是清炖，而少用油煎油炸。如果一定要用油，也尽可能使用植物油，有条件的家庭可用橄榄油。

尤其要注意的一点，鸡、鸭、鹅等禽类屁股上端长尾羽的部位，学名“腔上囊”，是淋巴腺体集中的地方，因淋巴腺中的巨噬细胞可吞食病菌和病毒，即使是致癌物质也能吞食，但不能分解，故禽“尖翅”是个藏污纳垢的“仓库”，千万不要吃。

“没有腿”的食物更健康

“没有腿”的主要是指鱼类和菌类，也包括其他水产品。

常听到老一辈的人对小孩说：“乖！多吃点鱼，多吃鱼脑子聪明。”其实这话还真不假，鱼肉是蛋白质的重要来源，鱼类的蛋白质含量为15%~24%，100克鱼肉能保证人体每天所需的蛋白质的一半。而且这些蛋白质吸收率很高，有87%~98%都会被人体吸收。鱼肉还供给人体所需要的维生素A、维生素D、维生素E等。鱼肉中还含有多种脂肪酸，它的脂肪含量比畜肉少。

研究发现，有规律食用鱼肉对人体具有保护作用，比如每两天吃80克鱼的人比一星期吃鱼不超过一次的人患病概率减少30%。世界卫生组织下属的“国际癌症研究机构”呼吁：人人多吃鱼肉，少吃红肉。

医学研究发现，爱斯基摩人罹患心血管疾病的比例很低，原来是因为他们的饮食中有大量富含EPA及DHA的海鱼类；在日本的调查，也发现沿海渔村的居民罹患心血管疾病的比例较内地农民低。

鱼肉中的EPA及DHA这两种特别的ω-3系列脂肪酸，可降低血脂质，特别是三酸甘油脂及低密度脂蛋白胆固醇（坏的胆固醇）；且会使血小板比较不会凝集，而有预防血栓形成引起的心脏血管疾病及脑中风的功效，可以保护心脏。

多吃鱼还能使人快乐。芬兰的研究发现，一周吃不到一次鱼的人罹患轻微抑郁症的比例比常吃鱼的人高，因为鱼肉中的EPA及DHA可以消除忧虑，预防精神分裂症。总之，吃鱼可以让人更健康聪明。

总之，各种肉类都可以吃，但最好能够兼“吃”并蓄，比如说“四条腿”的、“两条腿”的和“没有腿”的各占1/3。在加工烹调中，最好采用煮和炖的方法，尽量不吃炙烤、熏、腌的肉制品，以达到预防癌症的目的。

多吃完整食物，少吃加工食物

完整食物，即少加工、少人工添料、无化学肥料、无农药、无生长激素、无人工雌激素的天然食物，例如吃整个苹果，而不是一杯苹果汁；吃一个红薯，而不是一包薯片。摄取完整无害的食物，可获取直接而大量的营养成分。如今，人们的饮食内容越来越西化，牛排、汉堡、鸡块、薯条、比萨、汽水、可乐……虽然花样种类繁多，但其中的营养又有多少呢？这些其实都是高糖、高精致淀粉、高不良油脂、高热量、高化肥、高农药、高化学添加物的食物，而人体所需的维生素、矿物质、植物营养素都很缺乏。要想身体不生病，我们一定要禁得起这些加工食物的诱惑，多吃那些纯天然的完整食物。

油炸食品致癌风险高

食物经过油炸后，改进了其色、香、味，引人食欲。春卷、油条、油馓子、炸鱼、炸虾等，都是饭店、餐厅、食堂甚至家庭餐桌上的常备菜。但油炸食品，因一些物质的分解和聚合所形成的某些化学物质，对人体可能有毒害作用。

由世界卫生组织及多国卫生部门的报告证实，油炸食品中含有大量的丙烯酰胺，是2A级致癌物，对人体存在诸多危害。丙烯酰胺属中等毒类，对眼睛和皮肤有一定的刺激作用，可经皮肤、呼吸道和消化道吸收，并有部分在体内蓄积，主要影响神经系统。淀粉类食品在高温（>120℃）烹调下就容易产生丙烯酰胺，而且随着加工温度的升高，其含量也越高。同时，有关实验还发现，淀粉含量高的食品中丙烯酰胺的含量高，而蛋白质含量高的食品中其含量相对较少。

现实生活中，要想一点不吃油炸食物是不可能的，很多人无法拒绝油炸食物。那么，我们可以想办法减少油炸食物的致癌物质。据有关专家研究表明，类黄酮可以减少油炸食物中的致癌物质，类黄酮是黄酮类化合物，它广泛分布于各种黄绿色蔬菜和水果中，如橘子等。平时，我们可在吃油炸食物时，多吃一些这样的蔬菜和水果。

别用果汁代替水果

现在许多家庭购置了榨汁机，有的家庭吃水果基本是榨汁吃，认为这样方便省事。其实，除了某些病人或牙不好的老年人外，水果最好不要榨汁喝。只喝水果汁，减少了人体对纤维素的摄取。专家指出，以果胶为代表的水溶性纤维有预防和减少糖尿病、心血管疾患的保健功效；而水不溶性纤维则更多地用于防止胃肠系统的病变。

此外，食物纤维还可影响血糖水平，减少糖尿病患者对药物的依赖性，并有防止热量过剩、控制肥胖的作用，还有预防胆结石、降低血脂的功效。

素食未必意味着健康

吃素同样有营养平衡问题，如果搭配不当，不仅不能得到足够的营养，也不一定会降低疾病的发生率，或者带来苗条的身材。

这是因为，食物中不加入肉类和鱼类原料，不等于一定具备健康价值。只有尽量以天然食品形态摄入、加工食品比例很低的素食，才具有前面提到的多方面健康作用。另一方面，素食者必须通过各类植物性食物的良好搭配，才能保证各方面营养素都齐全而均衡。

所以说，素食也需要明智选择。以下常见的营养误区可能会造成营养素不平衡问题，并让素食的好处大打折扣，甚至可能伤害身体。

没有限制加工食品的数量

不少素食者以为，只要不含动物食品原料，就是营养价值很高的食物。实际上，不少加工食品都是以植物性原料制成，但是其中大多用精白米和精白面粉制作，除去了其中的膳食纤维，并添加了大量的油、糖或盐，并不能替代新鲜天然食品的健康作用。比如说,植物油料包的方便面是素食,炸薯片、炸薯条、麻花、油条等也是素食,但它们并不健康。

针对人们对素食和植物性食品的青睐,一些产品甚至以使用"植物奶油"、"植物起酥油"等为宣传卖点,而就对血脂的影响而言,这类"素油"比动物油更糟糕。已经有多项研究证实,这些产品中所含的"氢化植物油"成份会引入"反式脂肪酸",它会大大增加人们罹患心血管疾病和糖尿病的风险,还可能危害大脑的健康。

烹调中没有控制油脂和糖盐的数量

油脂和精制糖都是植物性来源,因而它们也会在素食食谱中堂而皇之地出现。由于素食的自然风味较为清淡,有些人会添加大量的油脂、糖、盐和其他调味品来烹调。例如经常吃加入油脂的酥点和酥饼,经常吃炒饭和炒面,炒蔬菜的时候加入大量的油脂,调配饮料时加入大量的糖,调味的时候放大量盐和味精,等等。这些做法给素食带来过多的能量,并增加其中的简单糖类和钠盐。

很多人有一个严重的误解,以为荤油让人胖,素油吃多少都没关系。殊不知,植物油、白糖和动物脂肪一样,容易升高血脂、促进肥胖,并诱发脂肪肝。在让人长胖的方面,荤油素油几乎没有区别。印度的素食者中有很多胖人,正是因为他们喜爱甜味食品和油炸食品。同时,素食者为了追求口味,往往食用过多的盐和味精,其中的钠盐可能升高血压。

吃过多的水果而没有减少主食

很多素食爱好者都热爱水果,每天三餐之外还要吃不少水果。但他们往往会发现,尽管水果素有健康之名,却没有给他们带来苗条。这是因为,水果中含有8%以上的糖分,能量不可忽视。如果吃半斤以上的水果,就应当相应减少正餐或主食的数量,以达到一天当中的能量平衡。否则,额外增加一两百千卡的能量,天长日久怎能不胖呢。

除了水果之外，每日额外饮奶或喝酸奶的时候，也要注意同样的问题。很多蛋奶素食者喜欢吃奶酪，调味时加入大量奶酪粉，这也会增加膳食中的热量。

素食就一定要以生冷食物为主

一些素食者认为蔬菜只有生吃才有健康价值，因而很少吃熟的菜肴，热衷于凉拌和沙拉。实际上，蔬菜中的很多营养成分需要添加油脂才能很好地吸收，加热后细胞壁完整性破坏，吸收率大幅度提高。例如，维生素 K、胡萝卜素、番茄红素都属于烹调后更易吸收的营养物质。其中维生素 K 对骨骼健康是必需的，胡萝卜素是维生素 A 的前体，而番茄红素是抗氧化和预防癌症的重要健康成分。同时还要注意，沙拉酱的脂肪含量高达 60% 以上，用它进行凉拌，并不比放油脂烹调热量更低。

还要注意，生冷食物往往会削弱人体的肠胃消化吸收功能，对于一些本来消化不良的人并不适合。例如有些人容易腹胀，容易受冷腹泻，就不应多吃生冷食物。他们素食的时候可以考虑烹调熟了之后再吃。

一方面，人们素食是为了防病和长寿；另一方面，人们还要正常地工作和生活。总的来说，蛋奶素食者的营养缺乏风险较小，严格素食者则要高度注意。如果希望成为一名严格素食者，就要高度注意营养素的供应。

严格素食者最容易缺乏的营养素是铁、锌和维生素 B_{12}。这是因为，肉类、内脏和动物血是铁的最佳来源，而一般素食中的铁较难被人体吸收；锌在动物性食物当中比较丰富，而且吸收率高；维生素 B_{12}则只存在于动物性食品（包括蛋和奶）、菌类食品和发酵食品中，一般素食不含这种维生素。此外，严格素食者的食物当中几乎没有维生素 A 和维生素 D，如果缺乏铁和维生素 B_{12}，造血功能便会发生异常，使人身体衰弱。与男性相比，妇女因每月月经来潮损失数十毫升的铁，膳食中要特别注意铁和维生素 B_{12}的供应。如果膳食中缺乏锌，将会降低人体抵抗力和伤病的恢复能力，还会影响到人的味觉功能，发生味觉减退甚至异常的问题。

奶类、豆类或豆制品不足

广义素食者不仅需要从奶类当中获得钙质，还要从中补充蛋白质、B族维生素和维生素A、D；严格素食者更需要从豆腐中补钙，还要从添加豆类的主食中获得蛋白质和B族维生素。很多女士在开始素食时热衷于水果和蔬菜，却往往忽视蛋白质来源，忘记素食也有保障营养充足的问题。

以为所有蔬菜一样好

对于严格素食者来说，蔬菜的营养意义更为重要，不仅要担负供应维生素C和胡萝卜素的重任，还要在铁、钙、叶酸、维生素B_2等方面有所贡献，所以，应当尽量选择富含这些营养素的蔬菜品种，绿叶蔬菜是其中的佼佼者，例如芥蓝、绿菜花、苋菜、菠菜、小油菜、茼蒿菜等。为了增加蛋白质的供应，菇类蔬菜和鲜豆类蔬菜都是上佳选择，如各种蘑菇、毛豆、鲜豌豆等。如果只喜欢黄瓜、番茄、冬瓜、苦瓜等少数几种所谓的“减肥蔬菜”，就很难获得足够的营养物质。

没有摄入发酵食品

对于严格素食者来说，膳食中最容易缺乏的是维生素B_{12}，而这种食品不存在于纯植物食品当中，只能从发酵食品和菌类食品中补充。缺乏维生素B_{12}可能导致恶性贫血。此外，严格素食者还可能缺锌、缺铁，而发酵豆制品中矿物质的吸收率提高，对于预防微量营养素的缺乏很有帮助。

没有增加室外运动

严格素食者的食物中没有维生素D，这种维生素存在于肝脏、鱼类、蛋黄和乳脂肪当中。严格素食者必须经常晒太阳，靠紫外线作用于皮下组织的 7－脱氢胆固醇，人体自行合成维生素 D。一些严格素食者整天蜷缩于写字楼当中，终日不见阳光，严重缺乏维生素 D，不利于他们的骨骼健康。同时，运动本身就有强化骨骼的作用。

该补充复合营养素时没有补充

在一些发达国家，食物中普遍进行了营养强化，专门为素食者配置的营养食品品种繁多，素食者罹患微量营养素缺乏的风险较小。然而在我国，食品工业为素食者考虑很少，营养强化不普遍，因此素食者最好适量补充复合营养素，特别是含铁、锌、维生素 B_{12} 和维生素 D 的配方，以预防可能发生的营养缺乏问题，让素食更营养、更健康。

深色蔬菜要熟吃

大家都认可蔬菜生吃有益健康的说法。这其中的道理也容易理解：生吃蔬菜不会带来营养物质的损失，还能最好地保持其中的有益成分和活性物质。然而，营养专家指出：食用蔬菜比较理想的方式是，颜色深重的蔬菜大部分熟食，颜色浅而质地脆嫩的蔬菜生吃。蔬菜烹调的温度尽量控制不要过高，烹调方式清淡少油。

说到深色蔬菜与浅色蔬菜的吃法，我们必须先要明白，什么是深色蔬菜，什么是浅色蔬菜，他们有怎样的价值，对此有了深入的了解，也就更容易掌握其科学的吃法。

《中国居民膳食指南(2007)》建议"多吃蔬菜，其中深色蔬菜量最好达到一半。"哪些蔬菜是深色蔬菜？深色蔬菜指深绿色、红色、橘红色、紫红色蔬菜。例如常见的深绿色蔬菜有:菠菜、油菜、芹菜叶、空心菜、芥菜、西兰花、茼蒿、韭菜、萝卜缨。它们富含胡萝卜素,尤其β-胡萝卜素,是中国居民维生素A的主要来源。

营养专家分析,深色蔬菜比如红辣椒、菠菜,维生素含量要比浅色蔬菜高很多。按照全国营养调查的数据,消费量最多的前15位深色蔬菜和前15位浅色蔬菜相比,维生素C含量高出一倍,所以吃深色蔬菜主要是为了保证维生素、膳食纤维,特别是水溶性纤维达到人体所需营养。

深色蔬菜还含有其他多种色素物质,如叶绿素、叶黄素、番茄红素、花青素等,以及其中的芳香物质,赋予蔬菜特殊的色彩、风味和香气,有促进食欲的作用,并呈现一些特殊的生理活性。比如,同样是十字花科甘蓝类蔬菜,西兰花的维生素C含量高出白菜花20%左右,胡萝卜素是白菜花的30多倍,叶酸含量是白菜花的2倍。另外,每百克西兰花所含的水分略少于白菜花,但蛋白质、碳水化合物的含量都略高于白菜花。

深色蔬菜营养价值高。叶类蔬菜是我国膳食中钙、胡萝卜素、铁、核黄素、抗坏血酸及纤维素等的主要来源,几乎是人人每餐必备的菜肴。

人们都反复强调,蔬菜生吃有益健康。然而,熟吃蔬菜是否就完全不可取呢?其实,只要烹调合理,熟吃蔬菜也有其益处,未必像某些人想象的那样,营养素“全军覆没”,甚至还有一些“额外”的好处:

1. 提高绿叶蔬菜和橙黄色蔬菜中维生素K和类胡萝卜素的利用率,因为这两类物质只溶于油脂,热烹使细胞壁软化,促进胡萝卜素、番茄红素的溶出,提高吸收率。

2. 提高蔬菜中钙、镁元素利用率,在烹调加工当中,只要经过焯烫、炒制或凉拌,即可除去大部分草酸。

3. 大幅度提高蔬菜的食用数量,生吃尽管营养素无损失,但总食用数量很难提高,如果要求每日吃一斤蔬菜,那么全靠生吃蔬菜很难达到这个数量要求。假如有一半蔬菜熟吃,则完成这个数量轻而易举。

4. 烹调可以软化纤维,对于肠胃虚弱、消化不良、胃肠胀气、慢性腹泻等类型的人有益。

5. 熟吃蔬菜比较卫生。加热能杀灭病菌和虫卵,大肠杆菌等也很难耐受沸水或热油的"洗礼"。一些抗营养因素和破坏维生素的氧化酶类,也能在加热的过程中被灭活。

营养专家指出,坚持生吃蔬菜的人,血液中的番茄红素水平普遍低于平均水平。番茄红素是番茄等红色蔬菜中所含的一种类胡萝卜素,也是最强效的抗氧化剂之一。营养专家指出,对胡萝卜、西葫芦、西兰花来说,煮着吃要比炸或生吃更营养。对蔬菜和水果来说,在很多情况下,稍微烹制一下或加工一下,对人体可能更有益处。正如上文所述,烹调可以提高绿叶蔬菜和橙黄色蔬菜中维生素 K 以及类胡萝卜素的吸收利用率。这些脂溶性营养成分都不溶于水,只喜欢溶于油脂。蔬菜厚厚的细胞壁会在烹调过程中分解软化,生物膜透性增大,促进细胞中的胡萝卜素、番茄红素等营养成分溶出,可有效提高吸收率。即便不用油炒,仅仅用含有油脂的水煮熟,或者焯烫后加油脂拌食,就可达到这种效果。

绿叶菜:意想不到的营养全能冠军

说到蔬菜的营养价值,有人歌颂番茄,说番茄红素能抗氧化;有人推崇青椒,说它维生素 C 是蔬菜之冠;有人赞美西方人心中的贵族蔬菜芦笋,因为它富含抗癌物质芦丁;还有人拥护胡萝卜,因为它是胡萝卜素最丰富的食品。但是有谁想过,蔬菜类,甚至果蔬类食品中的营养全能冠军,其实就是朴素的绿叶菜?

论起绿叶菜的好处,实在是"一言难尽"。

首先，绿叶菜的平均维生素含量居于各类蔬菜之冠。100 克新鲜绿叶菜的维生素 C 平均含量在 20～60 毫克之间，是苹果的 10～30 倍，是番茄的 2～3 倍。很多人想不到的是，绿叶菜还是 β－胡萝卜素的良好来源，虽然略逊于胡萝卜，但远高于番茄、橙子和红薯。每吃 100 克深绿色的叶菜，可以提供 2～4 毫克的胡萝卜素，换算成维生素 A，相当于成年人一日需要量的三分之一到二分之一。

不过，绿叶菜中的维生素，可不仅仅是这两样。它们的维生素 B_2 含量其实相当可观，如果按照干重计算，比肉类、蛋类还要高！维生素 B_2 是国人比较容易缺乏的一种营养素，人们经常看到舌头疼、烂嘴角、嘴唇肿痛等症状，很可能是维生素 B_2 不足的缘故。

而若论起叶酸的含量，没有多少食品比得上深绿色的叶菜。顾名思义，叶酸是绿叶蔬菜中含量甚高的一种营养素。如今年轻妇女都知道，叶酸在预防出生畸形方面特别重要，怀孕之前一定要多补叶酸，也需要多吃绿叶菜。不过，叶酸的好处还不止于此，近年来的研究证实，充足的叶酸能降低“同半胱氨酸”这种血液中的危险因素，帮助人体降低心脏病的风险，甚至还有研究提示，它能减少罹患老年痴呆的危险。

此外，绿叶菜还是维生素 K 的大好来源。维生素 K 不仅能帮助人体的凝血功能，还与骨骼健康密切相关。如果没有维生素 K，即便吸收了钙，也没法沉积到骨头上去。目前最新一代的补钙品都开始添加维生素 K 了，却没有多少人知道，绿叶菜就是维生素 K 的最佳来源。更有最新研究表明，维生素 K 还能减少患动脉硬化的危险。

再看看矿物质吧。深绿色的叶菜，可是典型的高矿物质食品，它们含有丰富的钾，还是钙和镁的重要来源。都说马铃薯和香蕉富含钾，但它们还比不上菠菜和苋菜。你能想象吗，小油菜中的钙含量甚至可以和牛奶相媲美，尽管利用率要低一些。你也许不知道，每个叶绿素分子当中都含有一个镁离子，所以绿色越浓镁就越丰富。菠菜的镁含量超过香蕉，而菠菜中所含的热量却只有香蕉的四分之一！

这些不过是营养素而已。从保健成分上来看,绿叶蔬菜同样出类拔萃。

就拿近年来走红的抗氧化成分叶黄素来说,绿叶菜是它的绝好来源。英国曼彻斯特大学最近的一项研究证实,菠菜是叶黄素的最佳来源之一,而叶黄素对于预防视网膜黄斑变性十分有效。美国俄亥俄州大学的研究者则表示,绿叶蔬菜中的叶黄素对于预防白内障也有很大帮助。所以说,吃绿叶蔬菜,有利于延缓眼睛的衰老,效果要比吃玉米强得多。

类黄酮也是家喻户晓的强力抗氧化物质,人们通常认为它的最佳来源是芦笋、茄子、洋葱、柑橘、苹果等食品,而实际上,绿叶菜的类黄酮含量远超过这些食品。例如,菠菜中的总黄酮含量是茄子的3.7倍,而油菜的含量是洋葱的5.2倍。

怪不得国内外调查研究都发现,增加绿叶蔬菜的摄入数量,可以显著地降低心脏病、中风、癌症、甚至老年痴呆的风险。

此外,绿叶蔬菜中还有相当丰富的膳食纤维,它们对于提供饱感、预防便秘有重要的作用。对于那些减肥的人来说,晚上吃2个苹果、1根黄瓜和1个番茄会导致饥饿,如果吃一大碗煮青菜加一杯牛奶,感觉就会好得多,营养价值也大大提高,而摄取的热量却差不多。

可是,为什么绿叶蔬菜竟会如此好得超乎想象?

万物生长靠太阳,而绿叶是距离太阳最近的部位,最集中地体现了太阳给万物带来的恩惠。绿色来源于叶绿素,它是捕捉光能的色素;始于阳光的能量,是植物一切养分合成的基础。植物中绝大多数营养成分都在叶片中合成,叶片是植物生命活力的集中所在,它当然会富含养分;叶片也是植物抵抗辐射和各种逆境侵袭的关键部位,它当然会富含抗氧化成分。

为什么国外的人在调查中更强调番茄和水果的健康效用,却很少提到绿叶蔬菜的好处呢?最重要的一点,就是西方居民吃深绿色叶菜太少,而主要原因,是他们不善于烹调绿叶菜。西方的主要烹调方式是凉拌和烤制,而绿叶菜凉拌并不好吃,放到烤箱中也不合适。既然在一日食物中所占比例很小,它们在人群流行病调查当中很难充分表现出比水果更大的健康效应来。中国则完全不同。我国是世界上绿叶菜品种最多的国家之一,也是最善于烹调绿叶菜的民族之一,还是绿叶菜最廉价的地区之一。国人擅长清炒绿叶菜,也擅长把它们用沸水焯一下再凉拌,甚至也能直接把生蔬菜凉拌得味道香美。无论是拌菜中的紫背天葵和鸡毛菜,还是清炒油菜,或是最家常的焯拌菠菜,味道都足够地好。对于中国人来说,一天吃掉半斤绿叶菜一点不难,做熟了吃,不过是半盘而已。

数数我们有多少种常吃的深绿色叶菜?菠菜、苋菜、绿菜花、芥蓝、茼蒿、芥菜、小油菜、小白菜、香芹、茴香、豌豆尖、豌豆苗、空心菜、油麦菜、蒜苗、韭菜、紫背天葵、冬寒菜、塌棵菜、马兰头、荠菜、萝卜苗、黑豆苗、荞麦苗、香椿苗……实在是数不过来。这些营养价值高的蔬菜,却也是最日常最大众的蔬菜,这真是国人的莫大福气!

按照我国营养学会发布的膳食指南,每天要吃300~500克蔬菜,其中深绿色叶菜最好能占一半。让自己每天吃上半斤绿叶菜,是提高膳食质量的首要措施之一。

维生素片不能替代绿叶蔬菜

不少人每天很少吃蔬菜,但他们安慰自己说:我已经吃了复合维生素,或者吃了维生素C片,肯定营养足够了,不吃菜也无所谓。

其实,这种想法是很天真的。蔬菜当中所含有的各种养分和活性物质,是维生素片无法全部代替的。正如一句略有点夸张的话:食物是神造的,药片是人造的。

从营养方面来理解,这句话的内涵是这样的:大自然中的天然食物成分非常复杂,每一种食物中都能鉴定出上百种甚至更多的成分,各种成分之间具有微妙的平衡,营养素和健康成分之间能够相互配合、相互保护,其中有些物质的功效人类至今还没有研究清楚。人类合成的药片中却只有一种或几种化合物,它们不可能达到天然食物那么多成分所带来的营养功效。人类的科学尽管已经相当发达,但是还没有发达到可以用化学合成方法造出一棵完整菠菜或一只完整番茄的程度。

复合维生素片是多种维生素的混合制剂,它可以提供维生素 C、胡萝卜素和维生素 B_2,可以提供叶酸,但它通常不能提供蔬菜中的钾、镁等常量元素,也不能提供其中的黄酮类、多酚类、有机酸和各种特殊的保健活性物质。至于那些人类还不了解的蔬菜中的微量成分,它更不可能提供。同时,维生素片当中的营养素没有其他天然成分的配合和保护,其发挥的保健效果也远不如新鲜蔬菜那样充分。比如说,维生素 C 如果没有黄酮类的帮助,就不能充分地发挥抗氧化和强健血管的作用。

此外还不能忘记,蔬菜是促进人体矿物质元素平衡的重要食品。鱼肉蛋类会提供大量的硫磷等酸性元素,而蔬菜水果能提供大量的钾、钙、镁等碱性元素。一份鱼肉蛋类要配合三倍量的蔬菜,才能保证矿物质之间的平衡,维持体内钙元素的平衡。此外,每日要吃足够多的蔬菜,才能提供足够的膳食纤维,促进肠道蠕动,帮助预防便秘和肠癌。维生素片对这些方面几乎没有一点帮助。

最后,吃维生素片不能获得饱感,也没有吃菜时的味道和口感。大量吃蔬菜可以帮助减肥的人们增大食物体积,维持胃肠的充实状态,能减少饥饿,还能得到进食的乐趣,维生素片则不可能产生这种效果。

不能按时吃饭,扛过去还是垫一垫

最近十几年来,在职人员都有一个很明显的感受,就是生活节奏越来越快,人们越来越忙了。忙到什么程度?不少人经常不能按点儿吃好三餐。

去某豪华食府做营养培训时,女经理诉苦道:每天工作太忙,经常是一天只吃一两餐,还往往是下午四点吃午饭,晚上十点吃晚饭。尤其是过年过节的时候,生意太过火爆,服务员们一天吃不上饭,饿得无法忍受……其实这样的事情并不仅仅发生在餐饮业人士当中。在很多企业或单位当中,都会出现到饭点而吃不上的事情。

如果心里清清楚楚地知道,下一餐饭肯定是没有时间吃了,或者要推迟两个小时吃,你会怎么办呢?是饿着扛过去?还是买些食物垫一垫?

我问了很多人,男人们大部分人说:咳,哪有时间考虑那个,我基本上就是扛着。

问题是,如果一直饿下去,肯定会降低人的工作效率。人在低血糖状态下,动作准确性和思维敏捷性都会下降,很容易发生工作效率低下,甚至频频发生失误。在饥饿状态下,脾气会变得不耐烦,心情容易沮丧,往往会做出错误的决策。

如果因为加班晚饭推迟,直到深夜再暴吃,一则容易患上胃病,二则容易患上胆结石,三则营养不平衡,后果也是相当严重的。女人们则不同,她们有一多半人回答,会准备一点东西垫一垫。有的人在办公室就放一些吃的,叫做备荒食物。那么,饥饿又不能及时吃上正餐的时候,应当吃点什么方便入口的东西才好呢？我问了若干女士，她们的回答各不相同。

女士 A：我带着一包饼干，忙起来就吃白开水就饼干凑合一餐。

女士 B：我吃巧克力，又能解饿，同时里面有咖啡因还能让人感觉有精神。

女士 C：我经常一边吃袋装膨化食品一边在电脑前工作。其实我觉得吃水果好些，但是忙成那样子，谁还有空买水果洗水果削水果啊！

女士 D：我就喝甜饮料，混个水饱。单位里饮料机挺多，买起来很方便。

这几种都是比较典型的答案，还有人在办公室准备了糖块、蜜饯、果冻、奶片等。饥饿的时候，当然都会抓过来吃。

女士 A：饼干充饥者。

饼干是什么做的？想想就知道了，它的主要成分是油、糖和面粉，维生素非常少，钙、铁都很低，营养价值还不如馒头、米饭，脂肪和热量却很高。很多口感酥脆的饼干当中都含有反式脂肪酸的成分，对心脏健康非常不利。一般来说，越是酥脆好吃的饼干，所含油脂就越多；对身体的害处就越大。饼干还有一个坏处，就是吃起来往往很难停住，特别是一边吃一边工作，不小心就会把一包饼干吃完。用饼干来替代一餐，人容易衰老。如果吃了饼干之后，等后面工作结束再吃饭，恐怕就有发胖的风险了。除了饼干，蛋糕、曲奇以及西饼店里面的各种酥点都有这类问题。所以，这类食物，作为充饥食品，偶尔吃一两次还好，切不可经常作为代餐食物。

那么，含有很多麦麸和粗粮纤维的饼干又怎么样呢？很多女士都把它们作为健康选择，喜欢在办公室存一点，作为饥饿时的充饥食物。其实，它们虽然纤维高，但是脂肪更高。要知道，没有足够的脂肪，纤维高就意味着刺口难咽。就因为加入大量的脂肪，而且多数时候还是饱和脂肪很多的起酥油，高纤维饼干才会变得那么美味可口。

女士 B:巧克力充饥者。

很多人都听说,巧克力是不错的食品,营养价值很高。不过,这话是拿巧克力和其他糖果比。仔细看看巧克力的成分就知道它的真相了——巧克力大致含糖50%,脂肪40%,热量实在太高了。其中的蛋白质很少,维生素含量也不高,并不适合作为代餐食品。很多人以为,吃巧克力特别容易饱,说它顶饿,其实这是天大的误解。如果按照体积算,当然是吃巧克力比吃馒头容易饱;但是,如果按同样热量来比较,牛奶巧克力是很不容易吃饱的东西。一块50克的巧克力含热量高达1172千焦耳左右,吃起来却觉得没吃多少东西。同样多的热量,可以吃浅浅一碗米饭,或者吃三碗八宝粥,——那感觉可是完全不同的。

有很多朋友听说,巧克力对健康有益。其实,所谓巧克力对人体有益,是说其中的多酚类物质含量甚高,抗氧化效力特别强,故而有利于预防心血管疾病。然而,这并不是说,市面上销售的巧克力一定有这样的功效。只有那些味道苦涩浓重,甜味淡,油脂少,可可原浆或可可粉含量高的黑巧克力,才能达到这样的效果。而我国销售的巧克力,几乎没有这样的品种,都是高糖、高脂、低可可原浆的品种,达不到预期的健康效应。

买巧克力的时候,还要小心一个问题,那就是是否买到真正的巧克力。现在的巧克力有两类,一类是含有代可可脂5%以上的巧克力,一类是纯正可可脂的巧克力。前者用氢化植物油替代部分甚至全部可可脂来做配料,含有反式脂肪酸和大量饱和脂肪酸,对身体有害。这类巧克力往往价格便宜,但健康品质实在无法期待。

女士 C:膨化食品充饥者。

要知道膨化食品吃了效果如何,先要看看膨化食品是怎么做的。现在的膨化食品,和过去大不一样。20年之前,我们吃的膨化食品是用风箱小转炉爆出来的,用各种粮食,不加油也不加糖,只放一点糖精,所以是真正的低脂肪食品。经过膨化之后,粮食的结构一下子变得非常疏松,因此会很容易消化,常常作为儿童食品。由于那炉壁里面含有铅,所以有爆玉米花含铅之说。如今的膨化食品，再不用那种炉子来做。现在用的是微波炉，挤压设备和油炸设备。所以含铅的问题也不复存在。然而，现在的膨化食品配料也发生了变化，其中除了淀粉类原料，还有相当多的油、盐、味精、糖等调料，成为了高热量、高盐食品。为了达到脆脆的口感，膨化食品都必须用低蛋白质的材料来制作。所以，那些又爽又脆的膨化食品，蛋白质含量通常比方便面还要低。另一方面，它们的维生素含量较低，维生素 A、D、C 根本没有，钾、钙、铁等矿物质不足。用它们来替代一餐，实在是难当重任，一点不比方便面强。最糟糕的是，市面上销售的一些微波炉爆米花，以及一些粗粮米花产品，几乎都加入了氢化植物油成分，其中含有反式脂肪酸，脂肪含量都达到 15% 以上。偶尔吃一点还可以，常吃它们充饥，只会促进人体的衰老，埋下慢性疾病的隐患。

女士 D：甜饮料充饥者。

甜饮料除了含有糖，其他营养成分都很少。其中往往添加磷酸盐，还会妨碍钙、铁、锌的吸收，造成营养不良。有研究发现，与喝白开水相比，喝含糖的甜饮料的确可以暂时压制饥饿，但是只限于 20 ~ 30 分钟，以后便恢复饥饿感。待吃正餐时，一点都不会因为喝了甜饮料而少吃。喝那些所谓的无糖饮料，不会升高血糖，却能引起胰岛素分泌，所以喝完之后，更容易让人感觉饥饿，绝对不是餐前的好饮料。如果因为长时间吃不上饭，就一瓶又一瓶地喝甜饮料，摄入的糖会相当可观。比如说，一瓶大可乐所含的糖达到 130 克，相当于堆起来一碗米饭，而营养价值却是负数。常用它来安慰饥饿的胃肠，只能让人变得虚胖。看来，常见的做法都不如人意。那么，如果推迟吃饭时间，到底该用什么来疗饥呢？如果综合营养、耐饥、方便三方面考虑，那么入选的当是牛奶、酸奶和豆浆。

第十章　饮食本草

——食物是最好的医药

薏米红豆粥：祛除体内的湿气

祛除体内的湿气，方法非常简单，只需两个“药”。这两个药能当茶喝，能当饭吃，而且能解决大问题。一是薏米，一是红豆。这两种东西，不需按什么比例，每次一样抓一把，洗干净后放在锅里面加水熬。熬好后就是祛湿健脾的佳品——薏米红豆粥了。

熬薏米红豆粥是有很多技巧和讲究的。薏米很硬，红豆也很硬，如果放在锅里一直熬，大概熬一个多小时都不烂，很浪费火或者电，而且搞不好还会把水烧干，造成糊底。我建议的方法有两种：一是在锅里加进去足够的水，烧开后熄火，让薏米和红豆在锅里闷半个小时，再加水，烧开后再闷半个小时，红豆粥就煮成了。第二种方法更简单，就是把家里现在不常用的保温瓶洗干净，把薏米和红豆放在里面，再倒进去开水，塞紧瓶盖闷着，每天晚上这样弄好，早晨起来就是粥了，正好当早餐喝。这是非常省事的，也最节省能源，不用再熬了。

薏米红豆粥有个好处，就是怎么熬都不会发黏发稠，底下总是熬烂了的红豆和薏米，上面是淡红色的汤，而薏米和红豆的有效成分大半都在汤里。熬粥的时候，水放得多一些，这些汤就够我们喝半天了，正好可以当茶喝。如果是夏天，上午就得争取把它喝完，因为到下午喝就馊了。沉底的那些薏米和红豆依然可以吃，如果觉得口感不太好，可以拌点白糖。这既能当茶喝，又能当饭吃。

至于功效，那真是非同小可。薏米，在中药里称“薏苡仁”，《神农本草经》将其列为上品，它可以治湿痹，利肠胃，消水肿，健脾益胃，久服轻身益气。红豆,在中药里称作"赤小豆",也有明显的利水、消肿、健脾胃之功效,因为它是红色的,红色入心,因此它还能补心。现代人精神压力大,心气虚,饮食不节,运动量少,脾虚湿盛。既要去湿,又要补心,还要健脾胃,非薏米和红豆莫属。将其熬成粥,意在使其有效成分充分为人体吸收,同时也不给脾胃造成任何负担。

关于薏米和红豆的"消肿"作用,也很有意思。我们千万不要以为肿就是水肿。试看今人,10 个里面起码有 5 ~ 6 个身体发福,这也是肿,叫做体态臃肿。在中医看来,肥胖也好,水肿也好,都意味着体内有湿。水液不能随气血流动,滞留在人体细胞之间,使人体迅速膨胀起来。水肿如此,肥胖也是如此,只不过是程度有深有浅而已。去湿性极强的药物或食物能祛除这些滞留在人体的水液,也就能消肿。所以,治疗水肿必用红豆,而实践证明,薏米红豆粥具有良好的减肥功效,既能减肥,又不伤身体。尤其是对于中老年肥胖,效果尤其好。

湿邪是造成现代各种慢性、顽固性疾病的根本,而薏米红豆汤是治湿邪最好的药。

经常有人问:"为什么薏米红豆粥煮不成粘稠状的呢?"还有人对我说:"我在熬薏米红豆粥的时候,加了一小把大米,结果粥就熬稠了,味道那叫一个美啊!"

我说:"千万不能加大米进去!"为什么? 因为大米长在水里,含有湿气,湿性黏稠,所以,大米一熬就稠了。红豆和薏米都是祛湿的,本身不含湿,所以它们怎么熬都不稠,汤很清。中医恰恰是利用了它这种清的性质,来把人体的湿给除掉。一旦加进去大米,就等于加进去了湿气,所以整个粥就稠了。味道虽然可能更好了,但对于养生来说并非好事,就因为那一把大米,所有的红豆、薏米就都白费了,功效全无。

五谷杂粮是健康良药

一说到进补，人们首先想到的往往是各种补药、肉类或山珍海味。其实，我们平常吃的五谷杂粮也是不错的补药。中医有“药食同源”的说法，五谷杂粮的药性既可以用来防治疾病，又经济实用，且没有副作用。

◆大米

又名粳米，味甘性平，具有补中益气、健脾和胃、除烦渴的功效。冬天室内暖气较热，空气干燥，早晚喝点大米粥，可以远离口干舌燥的困扰。特别需要提醒糖尿病患者的是，大米不同的烹调方法对血糖的影响不同。研究表明，等量大米煮成的干饭比稀饭对血糖的影响小。因此，糖尿病患者早餐进食干饭有利于控制血糖。

◆小米

又名粟米，味甘性平，有健脾和胃的作用，适用于脾胃虚热、反胃呕吐、腹泻及产后、病后体虚者食用。小米熬粥时上面浮的一层细腻的黏稠物，俗称为“米油”。中医认为，米油的营养极为丰富，滋补力最强，有“米油可代参汤”的说法。

◆小麦

小麦味甘，性平微寒，有健脾益肾、养心安神功效。心烦失眠者可用小麦与大米、大枣一起煮粥服食。此外，麦麸含高膳食纤维，对高脂蛋白血症、糖尿病、动脉粥样硬化、痔疮、老年性便秘、结肠癌都有防治作用。

◆玉米

味甘性平，具有健脾利湿、开胃益智、宁心活血的作用。玉米油中的亚油酸能防止胆固醇向血管壁沉淀，对防止高血压、冠心病有积极作用。此外，它还有利尿和降低血糖的功效，特别适合糖尿病患者食用。美国科学家还发现，吃玉米能刺激脑细胞，增强人的记忆力。玉米中所含的黄体素和玉米黄质可以预防老年人眼睛黄斑性病变的发生。

◆苡米

又叫薏米，其所含蛋白质远比米、面高，易消化吸收，对减轻胃肠负担、增强体质有益。中医认为，苡米味甘淡，性微寒，有健脾、补肺、清热、利湿的作用。现代研究证明，苡米有抗肿瘤、增强免疫力、降血糖等功效。将苡米与大米煮粥或加入适量冰糖食用，能使肿瘤患者食欲增加、减低放化疗的毒副作用。此外，苡米中含有的薏苡素对横纹肌有抑制作用，可减少皱纹，爱美的人不妨多吃。

◆高粱

高粱味甘性温，有健脾益胃的作用。小儿消化不良，可取高粱入锅炒香，去壳磨粉，每次取2~3克调服。但高粱性温，含有具收敛止泻作用的鞣酸，便秘者不宜食用。

◆黄豆

黄豆性平味甘，有健脾益气的作用，脾胃虚弱者宜常吃。用黄豆制成的各种豆制品如豆腐、豆浆等，也具有药性。豆腐可宽中益气、清热散血，尤其适宜痰热咳喘、伤风外感、咽喉肿痛者食用。

饮食变化引发人类心理疾病

大家都知道，饮食及生活习惯会影响身体健康，但是饮食习惯也会影响人类的心理健康。根据研究，饮食习惯会引发各种类型的疾病及症状，像自闭症、精神分裂症、抑郁症、焦虑症和强迫性人格等精神疾病，别不以为然，这可绝不是危言耸听。

我们情绪、思想、行为等都和脑中神经传导物质有很大的关系，食物正是通过影响神经传导物质的分泌和传导来影响我们情绪变化的，比如矿物质、脂肪酸等都会造成人类情绪戏剧性的起伏，这就不难理解为什么说有些抑郁症是吃出来的了。

英国健康专家指出，最近半个世纪以来，西方饮食和农业生产方式的转变，是导致该国心理疾病增加的重要原因之一。营养价值低和不均衡的膳食结构导致了诸如抑郁症、精神分裂症、多动症以及阿耳茨海默症等心理疾病的增加。杀虫剂、肉食中的脂肪结构的改变等因素，已经使某些关键营养物质如必需脂肪、维生素和矿物质等不复存在。

人们日常摄入的 ω-3 脂肪酸食量正在降低，而对含有 ω-6 脂肪酸的食物消耗量却在急剧上升，这不仅导致了抑郁症的增加，还会对注意力和记忆力等诸多方面造成影响。也有证据表明，患上阿耳茨海默症的一个重要原因就是摄入太多含有饱和脂肪酸的食物，同时对维生素和矿物质的摄入又很少。另外，大脑必须利用氨基酸来制造神经递质，缺乏氨基酸也会导致抑郁。据统计，英国每年因心理疾病导致的财政支出高达 1000 亿英镑。健康专家们呼吁，应将膳食营养作为改善心理健康状况的方法之一。

关于心理的一个有趣假设

美国学者的一项研究显示，一个人爱吃什么食物可以折射出他的性格和心理。这项研究认为，当一个人需要调整情绪时，会通过吃不同的食物来实现。比如说，一个人生气的时候偏爱有嚼头的食物；而沮丧的时候倾向于吃刺激性的食物，如甜食和咖啡等。

这项研究还表明：如果一个人对食物有极度的嗜好，说明他性格外向、思想开放;常在自己的碗里堆满各种食物的人可能嫉妒心强;喜欢盐分多的食物往往精神压力大。

当然,这只是提供了一个有趣的假设,还需要科学来验证,不过,它却给了我们一点启迪。你是否经常陷入抑郁之中?你是否感觉无计可施?其实,如果想要转变自己的情绪,只需改变一下你的饮食习惯:碳水化合物和一些食物成分,如叶酸、ω-3脂肪酸、硒和色氨酸等,被认为可以缓解抑郁症;钙有抑制脑神经兴奋的作用,脑神经有充足的钙,容易保持情绪稳定,缺钙则会情绪不安,易激怒、周身无力。

经常吃海产品可以防止抑郁症的发生

有位美国科学家发现,糖能够缓解忧郁、紧张和易怒行为,这可能是体内血管收缩素"5-羟色胺"的功劳。当人摄入碳水化合物之后,这种血管收缩素便会在大脑中不断增加,使人的精神状况变佳。根据研究,约有四分之一的人认为,虽然只是短期的心情改变,但吃完巧克力的确会使他们心情愉快;然而也有五分之一的人认为,吃完甜食或含糖分高的食物会使他们有负面的心情或情绪。

给你一份快乐的食谱

一份包含足够碳水化合物、必需的脂肪、氨基酸、维生素、矿物质和水的膳食能够帮助人们改善情绪。如果你心理压力过重、情绪欠佳,体内所消耗的维生素C会比平时多8倍。这个时候吃点含维生素C的新鲜水果或蔬菜,或者服用适当的维生素C片,能让你的心情云开雾散。

当怒火攻上心头,就要大发雷霆的时候,赶快吃些富含钙质的食物,如牛奶、乳酪、鱼干及虾皮等,或者直接服用肠道容易吸收的钙片,过不了多久,你便会感到自己的脾气渐渐变得好了起来。

富含维生素B类的粗面粉制品、谷物颗粒、酵母、动物肝脏及水果等,能够帮助你告别抑郁、沮丧、抑郁症。特别是B族维生素类有一种烟酸更能减轻焦虑、疲倦、失眠及头痛症状。

粥食多厚养

“粥食多厚养”,是说粥具有很高的营养价值。现代研究证实,以米煮粥,淀粉可以转化为糊精,大分子成分在缓慢煮熬中分解成易消化的小分子。粥内含有多种酶,可以帮助消化。喝粥可以补充水分,既避免血液黏稠,又容易产生饱腹感,有利减肥。老年人脾胃功能较弱,消化能力下降,加之牙齿松动,咀嚼无力,口腔唾液淀粉酶分泌减少,影响食物消化吸收。喝粥不但软硬适口,容易消化吸收,且有健脾养胃、生津润燥的效果。

各家医书均认为粥能“畅胃气,生津液”,明确指出“晨粥益胃”。老年人早餐宜喝粥。在烈日炎炎的盛夏,选食一些粥,对防暑降温、祛病延年大有裨益。

粥,不仅是我国人民的传统优良饮食,而且还具有治病强身的功效,可以辅助治疗疾病,保健养生,使人延年益寿。为病人康复中不可缺少的调理饮食。据《本草纲目》记载:粥淡渗下行,能利小便,每天晨吃餐粥,可以畅胃气,生津液。

粥是米熬煮而成,米含有丰富的蛋白质、淀粉、无机盐和维生素等。当米煮成粥后,其淀粉粒变得柔软膨胀,吃下去容易消化吸收,所以最适宜于病后胃肠功能薄弱的人进食,以促进胃肠功能的恢复,可有和胃、健脾、清肺的功效。

如果用其他食物与米同煮,那种类就更多,功用也就各异了。我国历史上许多医学家研制了许多不同种类的粥,起着不同的作用。

大米粥:味甘性平,能补脾,养胃,除烦,止渴,尤其是烦热、口渴的热性病患者更适宜食用。

小米粥、豆类粥:红豆粥利小便,消水肿,治脚气;绿豆粥解热毒,止烦渴。

玉米粥:治反胃,利大便。

蔬菜粥:萝卜粥宽中下气,芹菜粥去伏热利大小便,韭菜粥温补脾肾。

肉类粥:羊肉粥温补脾胃,鸡肝、羊肝粥补肝明目,鸡汤粥治劳损,鸭子、鲤鱼汤粥消水肿,枣皮猪肝粥养肝益肾。

药物粥:药物或药物同粮食、蔬菜、水、肉蛋水果共熬制粥,治疗作用更加明显。如:茯苓粥清上实下,对上焦有热,脾虚患者最宜;红苓粥治烦热,益胆气,治疗失眠症;杏仁粥治老年人咳嗽、哮喘;松子仁粥润心肺,清大肠;薏仁粥利尿去湿,清肺热,补脾胃;菊花粥治高血压、冠心病;枸杞粥治老年糖尿病;人参粥治性功能减退;芡实粥治遗精。

唐代名医孙思邈的《千金翼方》、明朝医药学家李时珍的《本草纲目》都辑录了大量药粥验方。我国地域广阔,各地饮食风俗各异,粥类使用方法也丰富多彩。如杭州西湖的桂花鲜栗粥,采用糖烧鲜栗片撒入桂花,再加上西湖特产藕粉做成粥,成为杭州地方名点。广州的珠江艇仔粥,原料有:鲩鱼片、鱿鱼丝、熟虾肉、海蜇皮、烧鸭、生菜丝等,浮舟珠江,真实别有一番情趣。

绿叶菜可预防慢性病

说绿叶菜营养好,能够预防慢性病,还不能让女性们放心吃它,因为有人担心，绿叶菜中富含叶绿素，可能会导致皮肤长斑。这个理论说，叶绿素是一种感光物质，它储藏在皮下脂肪当中之后，能吸收光能，使皮肤生出斑来。

尽管这个说法听起来并不靠谱——不曾有人因为吃青菜而皮肤发绿，但毕竟涉及到美容问题，女士们还是非常在意。以至于为了安抚女性们，一些健康专家建议把青菜安排到晚上去吃。其实这个建议颇为可笑，因为叶绿素并不是吃晚饭几个小时之后就会跑到皮下脂肪当中去的，而一旦进入皮下脂肪，也不可能第二天太阳出来的时候就分解殆尽。

不过，我还是极力推荐女士们多吃青菜，不仅因为它对于预防骨质疏松有好处，更因为它可能还有预防癌症的作用呢。青菜和乳腺癌——这两个词汇听起来真是风马牛不相及。可是最新研究报告提示，青菜可能是帮助预防乳腺癌的重要食品。

不知从什么时候开始，乳腺癌成为了中年妇女中令人恐怖的词汇，其发病率上升之快令人咋舌。于是，女人当中有种种传言，有关乳腺癌与食物。有人说，喝牛奶导致乳腺癌。有人说，肉蛋奶中的激素导致乳腺癌。有人说，添加剂导致乳腺癌。可惜，这些说法都缺乏充足的科学证据。

更可信的是，运动不足、日照太少、动物性食物过多，都和乳腺癌发生有关。而最新的研究结果显示，摄入绿叶蔬菜太少，也可能是危险的来源之一。

研究发现，叶酸的摄入量高，则乳腺癌发病率会显著降低。在九年半的时间当中，研究者跟踪 11699 名 50 岁以上的妇女，记录她们的乳腺癌发病情况。结果发现，叶酸摄入量最高的 20% 女性，患上乳腺癌的风险只有最低组的 56%。研究者早已知道，叶酸会降低血液中同半胱氨酸的浓度，从而有利于心脏病和帕金森氏病等疾病的预防；近年来，人们还发现，叶酸摄入量较高，则肠癌等多种消化系统癌症和胰腺癌的发病率较低。这次调查结果，为叶酸的健康作用又增添了一个砝码。

那么，膳食中的叶酸来自哪里呢？顾名思义，叶酸是绿叶蔬菜当中含量极其丰富的一类营养成分，通常，越是深绿色的叶菜，叶酸的含量越丰富。菠菜、苋菜、小油菜、小白菜、茼蒿等，都是上好的叶酸来源。此外，黑豆、黄豆、花生、坚果等富含油脂的豆类和坚果食品也含有不少叶酸。

目前，我国妇女中的乳腺癌发病越来越早，一些 30 岁以下的妇女也有发病报告。所以，无论年龄如何，从现在做起，每天吃上 300 克深绿色叶菜，加上其他食品中的含量，就能基本保证叶酸的充足，降低乳癌的风险。

吃下这 300 克深绿叶菜，对健康的作用可不仅限于带来充足的叶酸。它能带来 6 毫克的 β 胡萝卜素和 60 毫克维生素 C，还能提供帮助强健骨骼的 600 微克维生素 K、600 毫克钾和 300 毫克镁，以及对心脏病、白内障和视网膜黄斑变性预防有益的大量叶黄素。

如此价廉物美的神奇绿叶菜就摆在那里，珍爱自己的女性们何乐而不吃呢？